JN218427

小児栄養の トリセツ

[監] 笠井正志　[著] 鳥井隆志

金原出版株式会社

「トリセツ」使用上の注意

本書をお使いになる前につぎの内容をよく理解してください
いずれも小児の栄養管理に関する重要な内容ですので，
必ずお守りください

⚠ CAUTION

- 本書は「栄養のちから」で子どもたちの成長と発育をサポートするためのトリセツです。小児を専門とする管理栄養士（日本栄養士会認定：小児栄養分野管理栄養士）が，小児栄養の問題解決方法を解説しています。

- 本書の読者対象は小児栄養学に興味はあるけどハードルの高さを感じている人から，小児栄養学を実践で使いこなしたいと考えている人まで，さまざまな小児医療関係者を対象としています。

- 医療現場だけではなく，乳幼児健診や保育所や幼稚園，学校教育現場でも役立つ内容です。外来診療や健診の場面で「食べない・食べられない・食べすぎる」などの子どもの栄養について相談をされたときには必ず役に立ちます。

- 子どもの栄養問題は，食べる本人側にある問題 (eating) と，食べさせる側にある問題 (feeding) の両方を見立てなければなりません。本書ではその見立て方についても取り上げています。

- 本書は教科書ではありません。あくまで筆者の考えや所属施設での実践内容を記載したものとなります。本書の内容を実践することで，栄養管理の成功確率は高まると思いますが，ひとつの考え方として読んでください。

- 子どもの時期に家庭のなかで培われた食嗜好や食習慣は，次の世代へ引き継がれていきます。小児期の栄養介入は次世代への介入でもあることを十分に認識したうえで，家族とのコミュニケーションを大切にしてください。

- 長期的視点に立った栄養介入が実践されることを願っています。

小児栄養学を学んでいない小児医療関係者へ

　それは私です。そんな私も通読できました。

　小児科の先生，栄養管理って難しいと思っていませんか？ 実は私もそうでした。集中治療医として働いていたころは，「とにかく早く栄養を入れなきゃ！」と躍起になるだけで，栄養の奥深さや重要性について深く考える余裕はありませんでした。経腸栄養を始めるタイミングやカロリー計算など，表面的な知識だけでなんとかやり過ごしていたように思います。

　この本は，小児栄養のエキスパートである鳥井隆志先生が，長年の経験と知識を惜しみなく詰め込んだ一冊です。栄養学の基礎から臨床現場での実践的なノウハウまで，幅広い内容がわかりやすく解説されています。本書の読みどころはすべてですが，面白い挿話もたくさんあります。その一部を先出しします。

- PICU での新しい CRP の使い方 (p.69)
- ボトルフィーディングは直母乳を飲むより 3 倍早い (p.83)。
- 検査値異常のない肥満 (p.119)。

　栄養学というと難しいカロリー計算などの算術と思われがちですが，単純にどうやって美味しく食べるかもけっこう大事です (p.57)。

　私が，2019 年秋にスウェーデンの大学病院小児腫瘍病棟を訪問し，その代表医師に小児腫瘍患者のマネジメントで一番大事なこと何か，と問いました。たった一言"Appetite is the issue."と。その病棟では，いつ何を食べても，何を持ち込んでも，本人が望めば外食してもいいようです。食べることは生きること。

　小児医療関係者として，子どもたちの健やかな成長をサポートするためには，栄養に関する正しい知識と実践的なスキルが欠かせません。『小児栄養のトリセツ』は，そんな私たちにとって頼りになる，まさに小児医療の「トリセツ」といえる一冊です。

兵庫県立こども病院 感染症内科 部長

監修　笠井正志

はじめに

はじめまして，小児栄養の世界へようこそ！

突然ですが，担当している子どもの栄養が気になったとき，誰か詳しい人はそばにいますか？ 参考にできる教科書を持っていますか？

どちらにも「はい」と答えられる方は少ないのではないでしょうか。そう，小児栄養に関するリソースは少ないのです。

このことに気づいたのは，私が成人の総合病院から小児専門病院へ転勤して間もないころ，今から10年以上前のことです。必要に迫られて，さまざまな勉強会や学会に参加し，専門書や論文も読みました。今でこそ小児栄養に特化した医学書や雑誌の特集号が企画されるようになってきましたが，それでもなお，目の前の子どもたちが抱える栄養問題に直面するたびに，タブレットに保存している資料を読み直し，足りなければ新たな文献を探すという日々を繰り返していました。

そんなある日，笠井正志先生から『小児栄養のトリセツ』の出版のお話をいただきました。まさか自分が"トリセツシリーズの書き手"になるとは夢にも思っていませんでした。しかし，これまでタブレットに埋もれていた資料や自作のノートを"トリセツ"的にまとめることで，自分だけでなく，同じような悩みを持つ小児科の若手の先生やこれから小児領域に関わるメディカルスタッフ，広くは教育，福祉，保健の領域で働くみなさまにもお役に立つのではないかと感じ，本書の執筆をはじめました。

本書は，最新の研究成果やエビデンスに基づいた情報をすべて網羅しているわけではありません。日常臨床で直面する具体的な栄養問題の取扱い方（トリセツ）を提供することを目指しています。たとえば，疾患と栄養療法，成長障害や極端な偏食など，現場でよくみられる悩みどころを取り上げ，それぞれに対する実践的なアプローチを紹介しています。

子どもたちやその家族の状況はさまざまで，それぞれの対策についてすべて書くと内容が膨大で複雑になり，かえって読者にとってはわかりにく

くなってしまいます。そのため，本書では詳しく書きたい気持ちをグッと抑え，誤解を招くかもしれないギリギリのラインでまとめています。これにより，読者のみなさんが実際の臨床現場で直面する問題に対して，シンプルで実用的な解決策を見つけやすくなると考えています。

　伝わりやすさを追求したため，不十分な点も多々あると思います。そんな時は巻末資料に挙げた成書をぜひ読んでください。そして小児栄養のエキスパートになってください。

　最後に，この本が，子どもたちに関わるすべての専門職と私たち管理栄養士との協働を促進し，子どもたちとその家族の健康と幸せのための新たな一歩となることを願っています。

If you want to go fast, go alone. If you want to go far, go together.
　　　一緒に小児栄養の世界をより良くする旅に出かけましょう！

2024 年 9 月
　　　兵庫県立尼崎総合医療センター 栄養管理部 栄養管理課 課長補佐
　　　　　　　　　　　　　　　　　　　　　著者　**鳥井隆志**

CONTENTS

Chapter 3　「食べない・食べられない・食べすぎる」問題へのアプローチ

Chapter 4　栄養食事療法のトリセツ

栄養の知っトク！

Chapter 1

小児栄養の原則

Chapter 1

1 栄養と成長のキホン

1 栄養と成長需要の関係

- 子どもは食べることで栄養を摂取し，基礎代謝と身体活動を満たしてから「成長」する。
- 階段状に連なるマス（身体）に水（栄養）を満たすイメージがわかりやすい（図 1）。
- 大人の場合は，身体活動の次のマスは貯蔵（脂肪や筋肉）だが，子どもでは成長需要のマスがある。
- 成長率の鈍化があれば，成長の上流にある 4 つの栄養問題を考える。

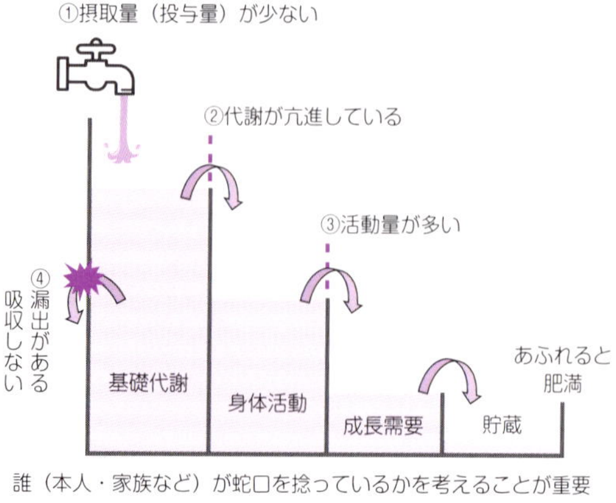

①摂取量（投与量）が少ない
②代謝が亢進している
③活動量が多い
④漏出がある
吸収しない
基礎代謝
身体活動
成長需要
貯蔵
あふれると
肥満
誰（本人・家族など）が蛇口を捻っているかを考えることが重要

図 1　**栄養のイメージ**

> ①摂取量（投与量）が少ない
> ②代謝が亢進している
> ③活動量が多い（相対的）
> ④漏出（下痢・嘔吐・ドレーンなど）や吸収不良がある

- 子どもは自分ひとりでは栄養摂取ができないため，他者に栄養のあり方を委ねざるをえず，子どもの栄養学的側面だけでなく，養育者の知識や信念など，子どもの家庭環境にも十分な注意を向ける必要がある。

- すべての栄養素に共通するのは，それらが不足すると成長障害が生じるということである。

- 子どもは加減がわからないので，大人がサポートしてあげる必要がある。

2 栄養摂取と身体活動

- 栄養摂取量が身体活動に見合っていれば体重は増えも減りもしない（動的平衡）。

- 子どもの体格は，身体活動と成長需要に見合う栄養摂取量のバランスで決まる（図2）。

- 体重がもっとも鋭敏な栄養評価指標である。

- 栄養失調には「量的栄養失調」と「質的栄養失調」がある。前者は戦後のような食糧供給が不安定な時期の栄養失調であり，後者は，飽食の時代の栄養失調である。

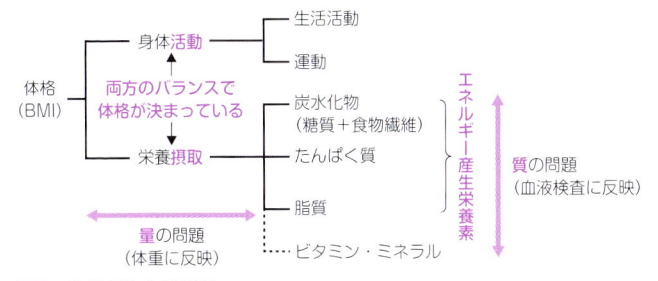

図2　**体格が決まる要素**

- 栄養や活動の量は体重に反映され，栄養の質は身体症状や血液検査に反映される。
- 体重の変動と身体症状や血液検査をみれば，食事摂取状況がある程度予測できる。

血液検査結果から食事内容を見抜く

- たとえば，学校検診で肥満を指摘され受診した小学6年生。採血で，ALT優位の肝機能異常と高TG血症，高尿酸血症を認め，血糖値やLDL-Cは正常範囲であった場合，栄養学的な見立ては，ソフトドリンクやアイスの過剰摂取を真っ先に疑う。
- 肥満があれば，エネルギー摂取量過剰は容易に想像できるが，では何が多いのか？ という疑問には，血液検査が役立つ（しかも一般検査で十分）一例である。
- ソフトドリンクやアイスには大量の糖質を含み，過剰な糖質はTCAサイクルでは使いきれず，中性脂肪として蓄積する。
- また，ソフトドリンクやアイスなど液体の加工食品の糖質は果糖ブドウ糖液糖であり，中でも果糖（フルクトース）は，代謝過程で尿酸を産生する。
- 高血糖がみられていないため，糖質の摂取は一過性で，かつ，LDL-Cが上昇していないことから，飽和脂肪酸などの脂肪の摂りすぎでもないため，果糖ブドウ糖液糖を含む食品がもっとも疑わしい。

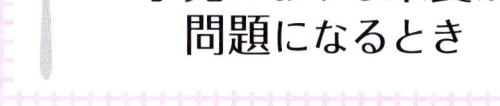

小児における栄養が
問題になるとき

栄養につまずきやすいタイミング

- 栄養の問題は，次の3つのタイミングでつまずきやすい（図1）。

- **乳児期**：母乳やミルクの液体栄養から，半固形状の離乳食へ変わる時期（食べ物の形態が変わる時期）。

- **幼児期**：自宅での食事から，保育園や幼稚園での集団生活での食事を経験する時期（食べる環境が変わる時期）。

- **学童期から思春期**：体格が著しく変化し，成長のための栄養需要が増大する時期（食べる量が変わる時期）。

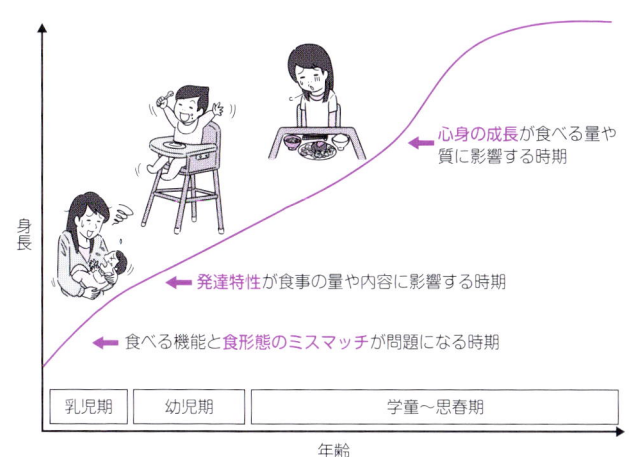

心身の成長が食べる量や質に影響する時期

← 発達特性が食事の量や内容に影響する時期

← 食べる機能と食形態のミスマッチが問題になる時期

身長

| 乳児期 | 幼児期 | 学童〜思春期 |

年齢

図1 成長曲線でみる栄養問題が生じやすいタイミング

- 成長の過程で必ず経験する変化に対して，子どもと親が順応できるかどうかが鍵である。
- どの時期に成長曲線が傾き始めたかをみれば，どんな栄養問題を抱えていたかが分かる。

1 食べ物が液体から固形に変わる時期
─乳児期：乳汁から離乳食

- 乳汁から幼児食に移行する過程が離乳期である。乳汁だけでは栄養が不足し始める時期であり，離乳食の進み具合が体重増減を左右する。
- 固形食に移行する必要があるにもかかわらず，食べる機能に見合わない食形態で与えてしまい「食べない」「体重が増えない」というつまずきに遭遇しやすい。
- つまり，子どもの摂食機能の発達に応じた食形態や食事量を保護者側が調整するところに，困りごとが生じやすい。
- この時期の困りごとに対応するためには，子どもの摂食機能を正しく評価し，その機能に応じた食形態の調節方法を医療者側が知っておくことが必要である。
- 子ども側に何の問題がなくても，授乳や食事を臨機応変に調節することが苦手な保護者は一定数存在するため，子どもの評価と同時に保護者側の調整スキルも評価する。

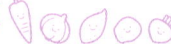

栄養の知っトク！

食べる機能からみた「七五三」

　七五三の由来は諸説あるが，食べる機能の側面からみると「3歳（満2歳）で言葉を理解し，5歳（満4歳）で知恵がつき，7歳（満6歳）で乳歯が生え替わる」という成長の節目を見事に言い当てている。これらの節目に食べることの「つまずき」が起こりやすいことを先人もよく理解していたのかもしれない。

- 保護者側のスキルが十分にあっても，メンタル（気持ち）が落ちていると，頭ではわかっていても，子どもの変化に対して柔軟に対応できないことがある。
- パフォーマンスは，スキルとメンタルの掛け算であり，知識や調理のスキルがあっても，育児不安や精神的な落ち込みがあると本来の能力が十分に発揮できない。こうした事例は育児に対するサポート体制が脆弱な家族にみられやすい。
- 乳児期に体重減少が遷延し，−2SD を下回るようであれば躊躇なく経管栄養の導入を検討する。
- 不可逆な栄養不良になる前に介入することが重要。

2 食べる場所が変わる時期
―幼児期：家庭から集団

- 家庭生活から，保育所や幼稚園などの集団生活を経験する時期では，環

栄養の知っトク！

親の発達特性もみる

はじめての育児は，子どもの急な発熱や嘔吐，理由のはっきりしない不機嫌や啼泣など，予想外で見通しの立たないことであふれている。哺乳回数や離乳食の量なども絶対的な正解があるわけでもなく，子どもに合わせた臨機応変な対応が必要になる。一方で発達特性をもつ親（特に母）にとってはそれが大きなストレスになり，育児困難感につながりやすい。

さらに，コミュニケーションに特性を持っていると，困りごとをうまく相談することもできず孤立してしまうリスクもある。そのため，診察中に育児困難感の表出があった場合は，親の困りごとの背景に発達特性が関与していないか意識することも重要である。

ただし，親に対して「発達障害」の診断をすることが目的ではなく，親の発達特性に応じた具体的な育児支援を行うためであることを忘れてはならない。

境の変化が子どもの食べ方に影響を与えることがある。

- この時期は同年齢であっても成長や発達に差がみられやすく，保護者が他の子どもと比較してしまうことから生じる"問題ではない問題"を抱えやすい時期でもある。

- また，言語や運動の発達，コミュニケーションの課題が表出し始めるため，極端な偏食や拒食，過食や盗食，隠れ食べといった問題が顕著となる。集団生活上の困りごとに発展しやすい時期でもある（集団生活に出たことで明るみになる問題）。

- 一方で集団生活に出たことで改善する（家よりよく食べる）こともある。

- この時期の困りごとは，子どもの発達特性に起因することが多い。食事や栄養だけでなく生活全般的な課題を抱えているため，発達特性に応じた関わり方を知っておく必要がある。

発達特性と偏食

- 発達特性に伴う極端な偏食は，栄養欠乏症をきたす可能性もある。

- 発達特性に伴う偏食と単なる好き嫌いとの違いは，食事以外にも特有のこだわりがみられ「育てにくさ」を抱えているかどうかで鑑別できる。

- 発達神経症児の偏食を無理に矯正しようとすると，強迫神経症などの二次障害へ発展する場合もあるため，注意が必要である。

- 偏食が目立つ発達神経症には，自閉スペクトラム症（ASD）と注意欠如・多動症（ADHD）がある。

- ASD は興味の限局と反復行動の結果として，特定の食材だけを飽きずに食べ続けそのほかの食材を受けつけないという特徴がある。食べられる食材が限定的であることから，栄養素欠乏症のリスクが高い。

- ADHD は多動性と衝動性の結果として，食事中にも立ち歩いたり，他のことに興味を奪われたりしやすく，安定的に食事が食べられないことが多い。

- また，これまで食べていたものを突然食べなくなるなどの偏食がみられる。食べていた食材を突然食べなくなることから心配な偏食にみえるが，他に食べられる興味が移るだけであり，比較的栄養素の欠乏までは

至らないことが多い。むしろ過剰摂取による肥満に注意が必要となる。

3 心と身体が大きく変わる時期
—学童期〜思春期：子どもから大人

- 心の揺らぎと身体の成長が，食と栄養に大きく影響する時期である。

- 心の問題と栄養の問題を同時に考慮する時期といえる。

- 心の揺らぎは"食べる行動"に影響を与え，少食や欠食，過食といった極端な食べ方につながりやすい。

- 一方で，人生の中で最も栄養が必要な時期でもあり，ちょっとした食行動の変化でも栄養のアンバランスが起こりやすい（夏休み期間だけの食事の乱れでも影響する）。

- 成長発達が著しい時期の栄養のアンバランスは，貧血や易疲労感や倦怠感，食欲低下を招く。さまざまな身体愁訴が現れ，不登校などの問題にも発展しやすい。

- 思春期に多い起立性調節障害の倦怠感や不眠といった症状は，栄養素の欠乏にみられる症状と重なるところが多い。

- なかには少食（安易なダイエット）からくる栄養素摂取不足の結果として身体愁訴を呈し，栄養素（たんぱく質やビタミン，鉄，亜鉛など）を補うだけで症状が緩和することも経験する。

- 栄養素摂取不足に起因する身体愁訴は，肥満度が−15％以下（標準体重比85％以下）や体重が成長曲線で1チャネル以上の下向きシフトするころに顕在化しやすい。

栄養素摂取不足でもみられる症状
徐脈，低血圧，低体温，顔色不良，末梢冷感，浮腫（むくみ），脱毛，皮膚乾燥，産毛の増加，疲労感，腹部膨満感，胃もたれ感，便秘，月経不順・無月経

- この時期にやせをきたす疾患には，悪性腫瘍，消化器疾患，感染症，糖尿病や膠原病，甲状腺機能亢進症などの全身疾患がある。

- これらの疾患が除外された場合，摂食障害（神経性やせ症，回避・制限性食物摂取症）や過度なスポーツに起因するやせを疑う。

- 進級や進学による環境変化や受験のストレス，不登校や引きこもりによる生活リズムの乱れは過食を招き，肥満をきたしやすい。

- 肥満は単なる食べすぎではなく，さまざまな因子が絡み合った食行動異常の結果であるため，その治療には認知行動療法やカウンセリング技法を要する。

栄養の知っトク！

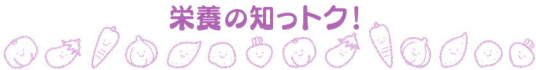

離乳食につまずきやすい子の特徴

　授乳期は順調に過ごしてきた子どもでも，離乳食が順調に進むとは限らない。特に早産児や低出生体重児，基礎疾患（発達障害を含む）のある児は離乳期の要所要所でつまずきを経験しやすい。このような子どもたちは，出生直後から体重を増やすために母乳やミルクを頑張って飲ませられていた経緯があることが多い。また，離乳食がはじまってからも，少しでも多く食べてほしいとの気持ちから，一口でも多く「食べさせられる」ことになりやすい。

　こうしたこどもの要求に添わない食事は，こどもの不快な経験となってしまい食べ物を口に入れることを拒否しやすくなる。食事場面が不快となる経験が長ければ長いほど，その改善には時間を要する。そのため，食事時間が快適な時間になっているかどうかは，子どもの栄養を診るうえで重要な評価項目である。

Chapter 2

疾患と栄養管理の
トリセツ

疾患による栄養障害

1 栄養障害の要因

- 栄養障害とは，必須栄養素の欠乏症，過剰症，あるいはそれらの不均衡によって起こる臨床像である。

- 栄養障害には低栄養（undernutrition）と過栄養（overnutrition）とがある（図1）。

- 栄養障害の原因には，一次性のもの（摂取する食物の量と質に問題がある）と二次性のもの（栄養素の必要量や利用率，排泄率に問題がある）がある（図2）。

- Chapter2 では，疾患に起因する栄養不良（二次性栄養障害）について解説する。一次性の栄養不良については，Chapter3 で解説する。

- 二次性の栄養障害の代表例は先天性代謝異常症であるが，そのほかにも，感染症や救急疾患による代謝亢進や，肝臓や腎臓疾患，糖尿病など

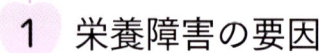

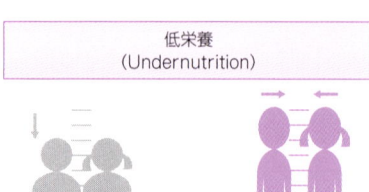
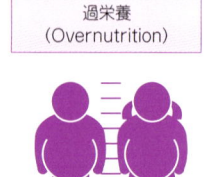

| 発育阻害 | 消耗 | 過体重 |
| （慢性栄養障害） | （急性栄養障害） | |

図1 **低栄養と過栄養**

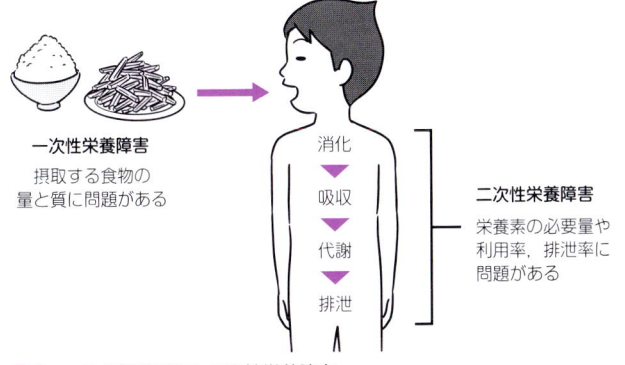

一次性栄養障害
摂取する食物の
量と質に問題がある

消化

吸収

代謝

排泄

二次性栄養障害
栄養素の必要量や
利用率，排泄率に
問題がある

☑2　一次性栄養障害と二次性栄養障害

による栄養素の利用障害，消化管疾患による栄養素の吸収障害などがあり，それぞれに対応した特別な栄養療法が存在する。

• 急性あるいは慢性疾患の子どもたちの栄養障害は，一次性と二次性の混合型であることが多く，基礎疾患の治療と栄養障害の治療を両立させる栄養サポートを必要とする。

2　疾患管理と順調な成長・発達の両立

疾患をもつ子どもへの栄養管理の手順

① 必要とするエネルギー量とたんぱく質量を把握する
② 疾患管理上で不足が予測・推定される栄養素とその補充量を同定する
③ エネルギー，たんぱく質とともに，疾患管理上必要な栄養素を過不足なく補給する

例：胆汁うっ滞性肝障害がある場合

① 必要とするエネルギー量，たんぱく質量に制限はなく，同年齢児相当の食事摂取基準に準じる。

② 病態的に「脂肪吸収障害」が生じるため，脂質コントロール食（量と質）と脂溶性ビタミンの補充が必要である。

③ 脂肪の少ない食事とし，脂肪の一部を胆汁酸なしでも吸収できる中鎖脂肪酸（MCT）に置き換える。また脂肪吸収障害があると，食事だけでは脂溶性ビタミンの不足が予測されるため，ビタミン剤（A，D，E，K）を併用する。

④ 脂肪を減らした分，炭水化物でエネルギーを補う。

3 栄養療法が必要な疾患

- 疾患に起因する栄養障害を治療することと，基礎疾患の治療を行う際に起こりうる生理的・機能的な悪化を防ぐことを目的に，経口・経腸・経静脈的に栄養素を投与することが栄養療法である。

- 栄養障害の病態には「摂取量の不足」「吸収障害・栄養素喪失」「消費亢進・利用障害」がある（表1）。

- 疾患に起因する栄養障害（二次性栄養障害）をきたしやすい疾患群には，消化器疾患，循環器疾患，腎疾患，代謝疾患がある（表2）。

- 基礎疾患の治療上生じる食欲の変調や疾患そのものが食行動に影響する栄養障害（一次性栄養障害）をきたしやすい疾患群には，血液・腫瘍疾患，免疫・アレルギー疾患，中枢神経疾患，心理・精神疾患がある。

表1　栄養障害の病態と原因

病態	主な原因
摂取量の不足	母乳不足，習慣や観念，社会経済的理由，医原性，食欲不振，偏食（こだわり），疾患による食事制限，摂食嚥下機能の低下
吸収障害・栄養素喪失	嘔吐（胃食道逆流・通過障害），慢性下痢，乳糖不耐症，消化管アレルギー，吸収不良症候群，炎症性腸疾患，膵胆道系疾患，短腸症候群，栄養喪失病態（熱傷・蛋白尿）
消費亢進・利用障害	呼吸器疾患，循環器疾患，腎疾患，慢性感染症，炎症性疾患，悪性疾患，内分泌疾患（甲状腺機能亢進・糖尿病），代謝異常（先天性代謝異常）

表 2 栄養障害をきたしやすい疾患領域

疾患領域	二次性栄養障害の要因が強い疾患				一次性栄養障害の要因が強い疾患			
	消化器	循環器	腎	代謝	血液・腫瘍	免疫・アレルギー	中枢神経	心理・精神
摂取量	○	○	○	○	◎	◎	◎	◎
代謝要求量	●	◎	●		●	●		
栄養喪失	○	○	○		●			
吸収不良	◎	○			●			
利用障害			◎	◎	●			

◎強く影響を受ける　　○影響を受ける
●治療介入（ステロイド・抗がん剤・放射線・手術等）に影響を受ける
注：感染や炎症の併存はすべての疾患において食欲と代謝要求量に影響する

2 栄養サポートを実践する

🍎 1 栄養サポートの考え方

- 疾患に伴う栄養障害は，通常の食事だけでは改善することが難しい。そのためミルクの種類や濃度を変えたり，経腸栄養剤を併用したりするなどの特別な栄養サポートが必要になる（図1）。

意識レベル：栄養投与ルート（経口・経腸・静脈）
咀嚼・嚥下機能：食形態（液状，ミキサー状，マッシュ状など）
消化吸収機能：栄養組成（消化態，半消化態，低脂質など）・栄養投与ルート（経腸 or 静脈）
代謝・解毒：栄養組成（P：F：C 比率の調節）
循環・排泄：投与量（水・電解質量の調節）

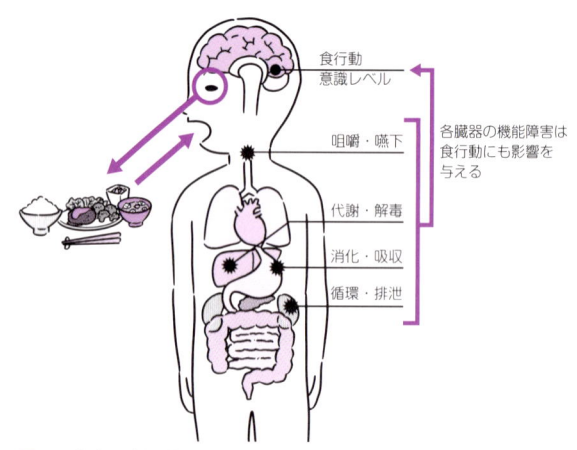

食行動
意識レベル
咀嚼・嚥下
代謝・解毒
消化・吸収
循環・排泄

各臓器の機能障害は
食行動にも影響を
与える

図1　疾患と食行動

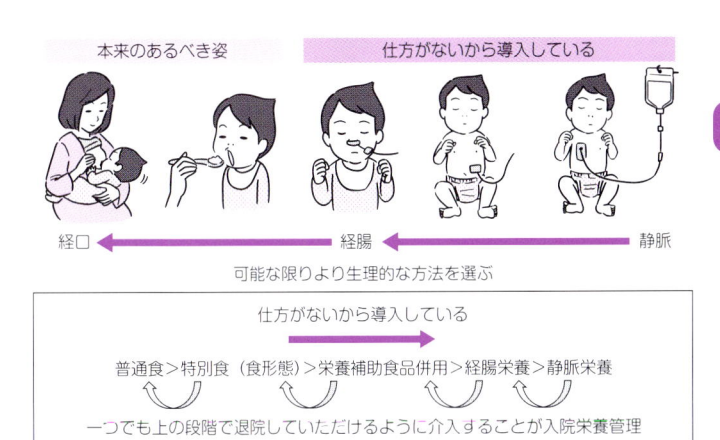

本来のあるべき姿　　　　　仕方がないから導入している

経口　←　　　　　　　　経腸　←　　　　　　　　静脈

可能な限りより生理的な方法を選ぶ

仕方がないから導入している

普通食＞特別食（食形態）＞栄養補助食品併用＞経腸栄養＞静脈栄養

一つでも上の段階で退院していただけるように介入することが入院栄養管理

図 2　栄養サポートはあくまで代替手段

- 栄養サポートは，通常の経口摂取だけでは十分な栄養が摂取できない場合に選択される補助手段である。

- 本人の欲求に基づいた「食事」を口から食べることが最良の栄養であり，経腸栄養や静脈栄養，栄養補助食品の併用などは「仕方がないから」やむをえず使用するものと考える：利益がリスクを上回るから実施する。

- 本来のあるべき姿は「おいしく食べること」。それを支えるために栄養サポートがあるという心構えが必要である（図 2）。

- 中枢神経系の疾患で経腸栄養を，消化器系の疾患で静脈栄養を永続的に使用しなければ生命が維持できない場合もあるが，「食べられる」もしくは「消化管を使える」すきまが少しでもあれば，一滴でも一口でもいいので，口と腸を使うことを試みることが大切。

- 入院中の栄養サポートは，必要量を充足すれば OK ではない。自宅に帰ってからも栄養補助食品を必要とする患者なのか？　入院中の一時的な栄養の底上げとして「短期的に」使用している患者なのか？　を常に意識しておくこと。

- 経腸栄養や静脈栄養，栄養補助食品の併用は，栄養状態を維持・向上するために使用するものであり，その目的が達成できれば「速やかにやめるべき」ものである。

2 栄養サポートの基本戦略： どこから・なにを・どれくらい

- 栄養サポートを計画するうえで重要なことは「使える機能は使う」ということである。

- 認知機能，摂食嚥下機能，消化吸収機能，代謝機能など栄養摂取に関する生体の機能を評価して，できる限り生理的な方法で栄養が確立できることを目指すのが理想である。

- そのためには，どこの経路（経口・経腸・経静脈）から，なにを（食品，流動食，栄養剤），どれくらい与えるかを順番に考えていく。

- 栄養サポートを行う上では腸管が機能しているか？ という視点は非常に重要である。使える機能を使わないでいると，ますます使えなくなってしまう。

どこから：栄養の経路

> **栄養サポートの原則：**
> **If the gut works use it. 腸が使えるなら腸を使え**

- 栄養経路の選択は，腸が使えるかどうか？ からはじめる（図3）。

経口栄養

- 最も生理的な投与方法。嚥下や消化吸収機能に問題がない場合の第一選択。

- 摂取量が少ないときは，栄養補助食品（oral nutritional supplementation；ONS）も上手に利用する。

経腸栄養

- 経口栄養に次ぐ生理的な投与法。経鼻チューブや胃ろう・腸ろうから投与する。経腸栄養チューブは胃内留置が原則である。

- 胃食道逆流から誤嚥性肺炎を引き起こすリスクが高い場合に，トライツ靭帯を超えた上部小腸に先端を留置する。

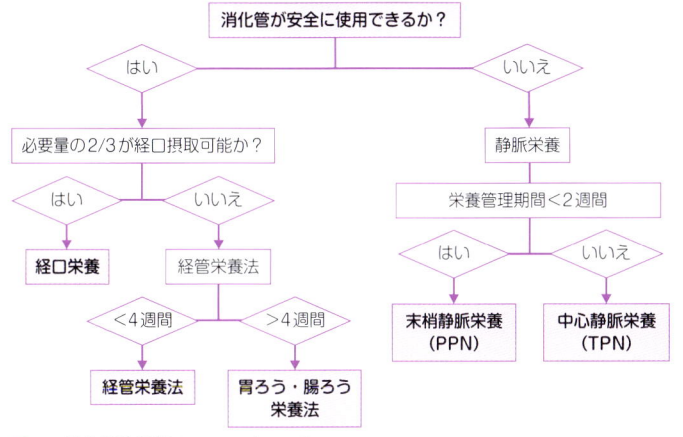

図3　栄養経路選択のフローチャート

- 十二指腸留置は，逆流防止の観点からは胃内留置と差がないため，メリットは少ない。経鼻栄養の長期化が予想される場合は，胃ろうを，胃ろうが造設できない場合は腸ろうの造設を検討する。

静脈栄養

- 腸管機能が使えない場合に静脈から栄養を補給する方法で，末梢静脈栄養と中心静脈栄養に分けられる。

- 一般的に短期間（2週間以内）の場合には末梢静脈栄養とするが，製剤の浸透圧比の関係で10%以上のブドウ糖液を末梢静脈からは投与することができないため，長期間（2週間以上）静脈栄養を必要とする場合は中心静脈栄養を選択する（保険診療上，総合ビタミン剤と微量元素製剤も末梢から投与できないため，長期にわたる十分な栄養管理には中心静脈栄養が必要）。

投与経路の優先順位

- 経口栄養＞経腸栄養＞静脈栄養

なにを：栄養の内容

経口栄養：組成（なかみ）×食形態（かたち）

- **かたち**：授乳期は液体，離乳期は流動〜半固形，幼児・学童期は固形。
- **なかみ**：炭水化物，たんぱく質，脂質，塩分などの栄養素を調整する必要があるか？

経腸栄養：たんぱく質の分解程度で分類（図 4）

- **成分栄養**：たんぱく質をアミノ酸にまで加水分解。消化機能が著しく低下しているときに使用。
- **消化態栄養**：たんぱく質を低分子ペプチドまで加水分解。消化吸収機能が低下しているときに使用。

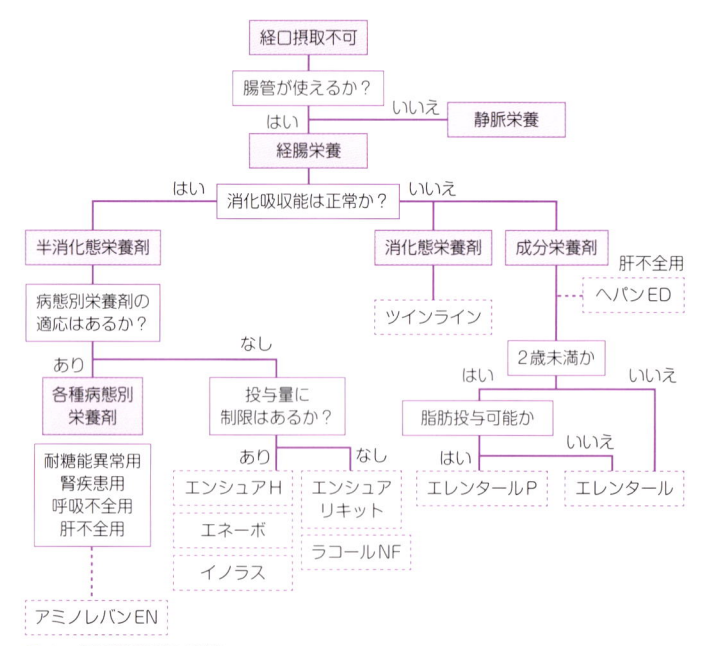

図 4　経腸栄養剤の選択
（高増哲也，深津章子編．小児臨床栄養マニュアル：文光堂，2012，p.224 を参考に作図）

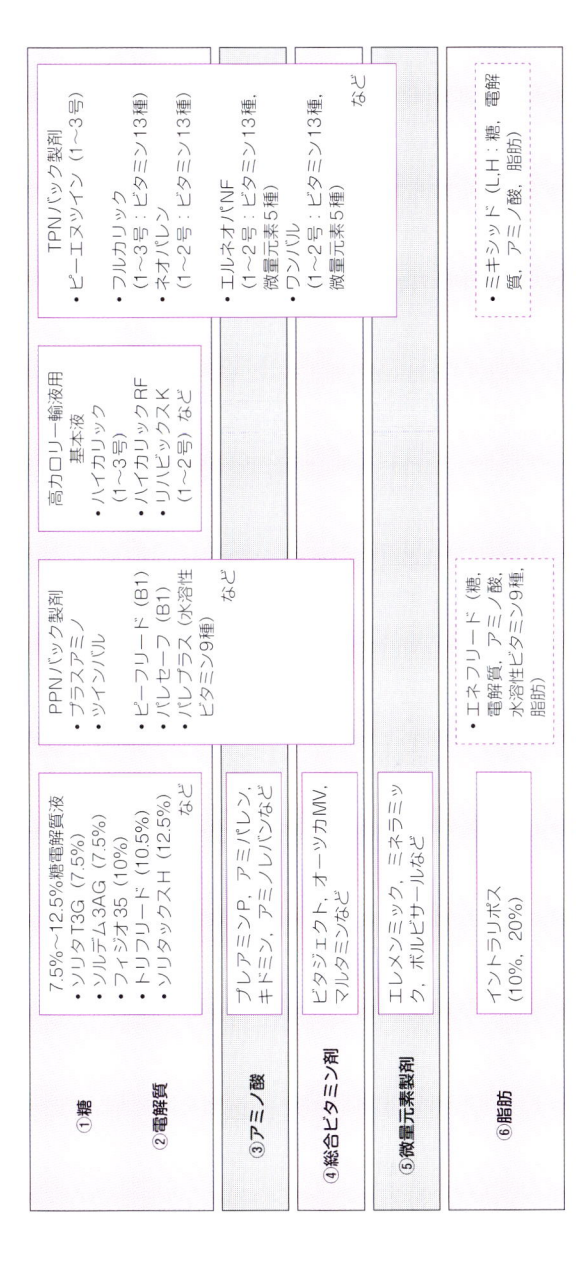

基本的には、①糖と②電解質の混合液（高カロリー基本液）に③アミノ酸液と④ビタミン、⑤微量元素を加えたものを24時間かけて点滴静注する。⑥脂肪乳剤は末梢静脈から個別に投与するか、感染と投与速度に注意しながら、CVCラインのフィルターより患者側から側注する

図5 輸液の種類

- **半消化態栄養**：糖質，たんぱく質，脂質が一定の割合で配合され，消化吸収機能に問題がないときに使用。経腸栄養の第一選択。
- 最近では，粘度を付けた半固形化栄養剤や血糖コントロールや腎不全，肝不全用など栄養組成を調整した病態別栄養剤も販売されている。
- ある程度の太さ（16 Fr 以上）の胃ろうがあれば，ミキサー食の注入も選択肢となる。
- 小児用の医薬品経腸栄養剤はエレンタール ® P のみ。

静脈栄養

- 栄養輸液と維持液の最大の違いはアミノ酸を含んでいること。グルコース濃度がいくら高くても，アミノ酸を含有していなければ栄養輸液とはいえない。
- 糖電解質輸液だけでは体たんぱく質の異化を防ぐことができないため，数日の管理にとどめるべき。
- 脂肪乳剤も栄養輸液の必須項目だが，禁忌病態（血栓症や重篤な肝障害，重篤な血液凝固障害，高脂血症，ケトーシスを伴った糖尿病）があることに留意する。
- 市販の静脈栄養マルチバッグ製剤は，成人向けの組成になっているため，乳幼児期の子どもには適さない。
- 乳幼児期の静脈栄養は症例ごとに処方設計し，投与する必要がある（図6）。

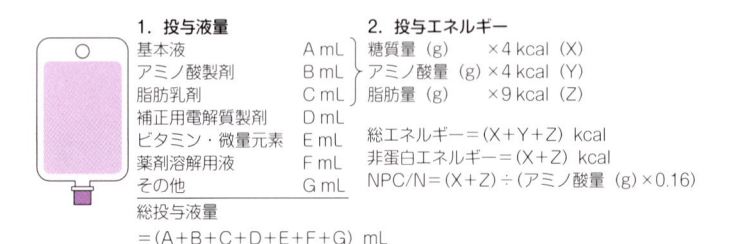

1. 投与液量

基本液	A mL
アミノ酸製剤	B mL
脂肪乳剤	C mL
補正用電解質製剤	D mL
ビタミン・微量元素	E mL
薬剤溶解用液	F mL
その他	G mL

総投与液量
＝（A＋B＋C＋D＋E＋F＋G）mL

2. 投与エネルギー

糖質量（g）　　×4 kcal（X）
アミノ酸量（g）×4 kcal（Y）
脂肪量（g）　　×9 kcal（Z）

総エネルギー＝（X＋Y＋Z）kcal
非蛋白エネルギー＝（X＋Z）kcal
NPC/N＝（X＋Z）÷（アミノ酸量（g）×0.16）

図6　**栄養輸液の各種計算方法**

- 学童期以上の体格になれば市販のマルチバッグ製剤の使用が可能である。

- 中心静脈栄養（TPN）管理中は，総合ビタミン剤，微量元素製剤を毎日追加する。

- **総合ビタミン剤**：新生児期 1/4V，乳児期 1/3V，幼児期 1/2V，学童期全量，または 0.05〜0.1 mL/kg/日
- **複合微量元素製剤**：体重 20 kg まで：0.1 mL/kg，20 kg 以上：2 mL/日

- 複合微量元素製剤にはセレン（Se）が含まれていない。長期 TPN では補充が必要である→アセレンド®注。

- 長期 TPN 症例ではカルニチン欠乏症にも注意が必要→注射用Ｌ-カルニチン®静注用。

どれくらい：栄養投与量

- 水分量，エネルギー必要量を設定してから，病態に合わせてたんぱく質量，脂質量，糖質量，ビタミン，ミネラルの順番で決定する（図7）。

- 日常臨床では少なくとも水分，エネルギー，たんぱく質を決定しておけば，大きく間違えることはない。

水分・エネルギー・たんぱく質

- 水分やエネルギー，たんぱく質投与量の設定はさまざまな推定式が提唱されているが，子ども一人ひとりの必要量を正確に算出することは容易ではない。

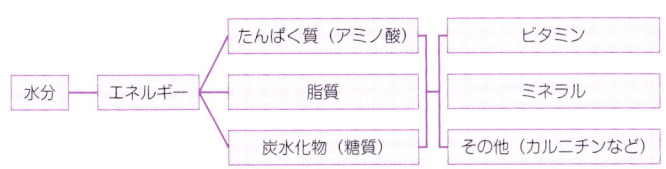

図7　栄養投与量を決める順番

表1　必要栄養量の推定式

	簡易法による 必要水分量 mL/日	簡易法による 必要エネルギー量 kcal/kg/日		簡易法による 必要たんぱく質量
新生児 乳　児	必要エネルギー×1.5 （計算例） 3 kg×120 kcal×1.5 ＝540 mL/日	<4 kg：120 kcal/kg ≧4 kg：100 kcal/kg		1～2 g/kg/日
幼　児 学　童 思春期 成　人	必要エネルギー×1.0 （計算例） 35 kg×60 kcal×1.0 ＝2,100 mL/日	1～5 歳 5～8 歳 8～10 歳 11～18 歳 18 歳～	約 80 kcal 約 70 kcal 約 60 kcal 約 50 kcal 約 40 kcal	1～9 歳　1.5～2 g/kg/日 10～18 歳　1.5 g/kg/日

- 推定式は，絶対的なものではなく，<u>栄養量の初期設定をする際の目安程度に考える</u>（表1）。実務的には体重の変化をモニタリングしてエネルギーの過不足がないかを評価することになる。

- 体格が標準的な児の場合は，現在の体重で算出する。

- 体重増加が停滞している場合は，現体重で設定した投与量に 50～100 kcal/日，もしくは＋10％程度エネルギー設定を増加させて体重等の変化を観察し，その状況に応じて補給量の微調整をしていくことが現実的である。

- エネルギー必要量の設定には「日本人の食事摂取基準」の体重（kg）あたりの年齢別基礎代謝量基準値を用いる方法もある。しかし，計算式がやや煩雑であることや，病児の代謝については考慮されていないことから，日常臨床での使用は限定的である。詳しくは最新の「日本人の食事摂取基準」を参照してほしい。

- 特別なニーズ（≒身長が伸びにくい）がある場合のエネルギー必要量は，身長を目安とした算出方法を利用する（表2）。

表2　特別なニーズがある小児のエネルギー必要量の計算方法

Condition	kcal/cm 身長	備考
特別なニーズのない一般小児	平均 16 kcal/cm 身長	(例) 110 cm×16 kcal ＝1760 kcal
ダウン症候群	男児：16.1 女児：14.3	5～12 歳 低身長・心疾患の併存
プラダー・ウィリー症候群	体重維持：10～11 減量目的：8～9	幼児～思春期
脳性麻痺	歩行可能：13.9 歩行不能：11.1 低活動量：10	5～12 歳
運動機能障害	歩行可能：14 歩行不能：7～11	5～12 歳
二分脊椎	体重維持：9～11 減量目的：7	8 歳以上の低活動量児

(Samour & King's Pediatric Nutrition in Clinical Care 5 ed. 2019 より作成)

必要栄養量を調整すべき病態

エネルギー
- **発　熱**：体温 1℃上昇ごとに＋13％増
- **外　傷**：軽度＋20％，多発外傷＋40％
- **熱　傷**：＋50～100％

たんぱく質
- **飢　餓**：1.0 g/kg
- **待機手術**：1.5 g/kg
- **多発外傷**：2.0 g/kg
- **敗血症**：2.5 g/kg

- これらの設定には十分な根拠がなく，経験的に受け継がれてきた側面が強い。

- 複数の異なった計算式で大枠の必要量を算出し，症例ごとに考察することが大切である。

3

症候・疾患別にみる
栄養管理

1 下 痢

定 義

- 1日に4回以上の水様便/便量10 g/kg/日以上。

- **急 性**：胃腸炎，感染症，慢性疾患（クローン病，過敏性腸症候群）の急性増悪でおおむね1週間以内の改善。

- **慢 性**：1日3回以上の水様便が2週間以上持続。体重減少や体重増加不良を伴うもの。

- 浸透圧性，分泌性，運動障害，吸収障害，炎症性の5つに分類される。

浸透圧性

- 高浸透圧物質の摂取による下痢。便量は通常1L/日を超えない。

- 脂肪や炭水化物の吸収障害。

- **ソルビトールの過剰摂取（＞10 g/日）**：多くの水薬に含まれている。

- **薬剤性**：降圧剤，コリン作動薬，血糖降下薬，抗炎症薬，下剤，抗がん剤，腸蠕動促進薬。

- フルクトース，ラクトース，単糖類の過剰摂取。

- 粉ミルクの過剰投与（与えすぎ）。高濃度ミルク（17％以上）。

- 食物アレルギー。

- 長期絶食や繊維を含まない経腸栄養剤の長期投与（飢餓時にみられる水様便）。

分泌性

- 腸内へ水電解質が過剰に分泌されることによる下痢。便量は 1 L/日を超える。

- **過剰な分泌を引き起こす病態がある**：食中毒（大腸菌，サルモネラ），*Clostridioides difficile* 感染，ロタウイルス感染症。

- **薬剤性**：抗菌薬（菌交代現象）。

- ホルモン産生腫瘍。

- **肝胆膵疾患**：胆汁酸または未吸収脂肪酸の過剰流入。

- クローン病，セリアック病。

- 免疫不全症候群。

運動障害

- 胃，小腸，結腸の運動性の変化により生じる下痢。下痢と便秘を交互に来し，断続的な腹痛を伴う。

- 過敏性腸症候群や胃切除後。

吸収障害

- 腸管切除や粘膜障害により吸収能の喪失による下痢。腹部膨満感，鼓腸，脂肪便，体重減少などを伴う。

- 膵機能低下，短腸症候群など。

炎症性

- 腸の炎症による水電解質の吸収機能低下による下痢。血便や白血球（好酸球など）増加などを伴う。診断には上下部内視鏡検査や生検による病理学検査が必要な場合もある。

マネジメント

- 食事摂取歴から，食中毒リスクや浸透圧性下痢のリスク食材（ソルビトール，マルチトール，フルクトース，ガラクトースなど）の摂取を確認する。

- 食物アレルギーや新生児・乳児食物蛋白誘発胃腸症の可能性も念頭に，食事の聞き取りを行う。

- 経腸栄養導入直後の下痢は「①投与速度→②製剤浸透圧→③組成（乳糖や食物繊維の有無）」の順で鑑別する。

- 経腸栄養確立後の下痢は，栄養剤の移し替えや加水による製剤そのものへの細菌汚染や，チューブ内残留物の細菌汚染を考える。

- 経腸栄養施行時の制酸薬や抗菌薬併用も下痢のリスクである。

- 疾患によっては経口補水療法や特殊ミルク，在宅経腸栄養法などの特別な栄養療法を導入する場合もある。事前に家族の実践能力や経済的な側面を把握したうえで治療・支援計画を構築する必要がある。

- 消化吸収機能を評価し，病態に応じたミルク（ORS や栄養剤含む）や食事を選択する。

- 過敏性腸症候群（irritable bowel syndrome；IBS）の場合は，何らかの生活習慣や食習慣がトリガーとなっていることが多い。

- 下痢や嘔吐をきたした食品は，将来の忌避・嫌悪食品になることもある（心理的側面）。

栄養介入：脱水の改善と予防

- 3〜4 時間で脱水を補正し，可能な限り速やかに栄養（母乳，ミルク，食事）を再開する。

経口補水療法

- ONS を使用する。下痢の都度，下記の容量を目安に補充。

- **体重 10 kg 未満**：60〜120 mL/回
- **体重 10 kg 以上**：120〜240 mL/回

- 嘔吐があれば 1 口 5 mL 程度のごく少量から頻回に与える。

- 医薬品ではソリタ T2 顆粒，市販品では OS-1 がある。

輸液療法

- 重症脱水や嘔吐のため経口摂取ができない場合に適応する。

- アシドーシスの是正，低 K 血症の是正，低血糖の是正が目的である。

- 乳酸加リンゲル＋KCL（＋ブドウ糖液）で是正・維持輸液。

その他

- 希釈乳や乳糖除去乳は原則不要である。

- 脱水補正中に固形食は与えない。

- 投与速度 150 mL/h 以内，製剤浸透圧 690 mOsm/Kg・H_2O（経腸栄養剤約 590 mOsm/L 相当）以下であれば，消化管不耐症状は通常出現しない（J Parenter Enteral Nutr. 1986；10：588-90）。

- 母乳（ミルク）は通常中断しなくてもよい。

- 食事は消化のよいものを児の食欲に応じて食べられるだけ食べる。

- 是正輸液で水電解質の改善がみられたら，速やかに経口摂取に移行する。

- 加糖飲料（炭酸飲料，ジュース）果物ジュースなどは，下痢が止まるまでは中止する。

注意点・ピットフォール

- 乳幼児の便性状は泥状〜水様で変化しやすく，必ずしも病的な下痢といえないケースが多い。そのため保護者の「下痢」という言葉は鵜呑みせず，丁寧に聞き取ることが重要である。

- 腸管のブドウ糖吸収速度は 60 mg/min（3,600 mg/h）であり，母乳 200 mL（糖 14,000 mg）を 4 時間間隔で問題なく哺乳できる（14,000÷4＝3,500 mg/h）能力を有する（位田　忍．小児期の下痢便秘を理解する：小児栄養分野管理栄養士・栄養士認定制度 Step2 研修資料，2023，p.20）。

- 2 日間絶食すると腸絨毛が萎縮し，腸管でのブドウ糖吸収速度は半分程度まで低下するため，ミルクや経腸栄養再開時は，投与量や速度を半分くらいから開始することが望ましい。食事で再開する場合は，糖質量の多い飲料（炭酸飲料，ジュースなど）は避ける。

- アミノ酸，ペプチドは吸収に有利だが，浸透圧が上がり，浸透圧性の下痢を惹起しかねない。そのため，膵機能の低下がなければアミノ酸やペプチドまで分解されたミルクを使用する必要性は乏しい。

- ただし，絶食期間が 2 日以上あり，腸粘膜上皮での膜消化機能が低下している場合や食物アレルギーが疑われる場合は，アミノ酸ミルクやたんぱく質加水分解乳の適応がある。

- 脂肪の大量投与は大腸運動を亢進させるため，消化管機能低下時は，低脂肪食から開始する。

- 下痢のトリガーフード特定には食事の詳細な聞き取りが必要である。

2 便 秘

定 義

- 便回数が 2 回/週以下のために便が硬くなり，腹痛，排便時痛や便失禁を伴う場合を臨床的に便秘症という。

- 機能的便秘と解剖学的（消化器・泌尿器・生殖器系の先天異常）便秘に分類される。

- 小児の便秘発症率は平均 14％で，一般小児外来患者の主訴の 3％を占める。

- 便秘の不快感や痛みから食べなくなっていることもある。

- 「週 4 回以上，痛みを伴わない排便」を目指す。

- 器質的疾患を除外したうえで，生活習慣，食事内容，心理的な問題を評価する。

疾患関連の便秘
- ヒルシュスプルング病，セリアック病，肛門直腸奇形，代謝内分泌疾患（ビタミン D 中毒，糖尿病，甲状腺機能低下症），薬剤性（抗うつ薬，抗ヒスタミン薬，鉄剤，オピオイド），身体的精神的トラウマ，精神的ストレスなど

生活習慣因子
- 水や食物繊維の少ない食事，運動不足

マネジメント

- 便秘は腹痛の訴えがなくても，食欲不振の原因となる。

- 食事の量そのものが少ないか，食べる内容（質）が偏り，食物繊維や水分が少ない可能性がある。

- 経口摂取不良（食物繊維不足，水分不足）は，直腸の充満不良（便量の低下）につながる。

- 「起床時間が遅い・決まっていない」「排便時間が決まっていない」「朝食で主菜を摂取している」「朝食の主食が米飯でない」「夕食に副菜（野菜料理）を摂取していない」の5項目で便秘の出現頻度が有意に高く，便秘の子どもは夕食の副菜摂取量も少ないというデータがある（日児誌2012：120；860-8）。

- 食事をともにする家族の食嗜好や食習慣も排便状況に影響する。

- 不登校などによる活動量の低下や学校給食の未摂取も便秘の増悪因子となる。

- 機能性便秘症は食事療法や環境調整のみで改善することは難しいケースが多い。

- 「下痢」と同様にIBSの場合は何らかの生活習慣や食習慣がトリガーとなっていることが多い。

- トイレトレーニングの失敗，トイレ嫌い，学校のトイレに行けないなど心理的要因も関与する。

- 慢性の便秘は，発達障害や虐待（ネグレクト）を示唆する場合もある。

- 便秘のトリガーとなっている生活習慣と食習慣の改善が重要である。

栄養介入：便秘の改善と予防

- まずは「早寝，早起き，朝ごはん」を整えることからはじめる。

- 家族ぐるみの行動変容が必要になる（実はここが難しい）。

- **食物繊維**：年齢＋5〜10 g/日（5歳：10〜15 g/日）の摂取を勧める。
- 5歳児の1食あたりの米飯量目安100 gには，食物繊維1.5 g/食（4.5 g/日）が含まれる。3食に副菜（野菜料理）を食べて食物繊維5 g/日程度である。
- つまり3食とも米飯食で，野菜のおかずも毎食食べてはじめて，必要量の食物繊維が摂取できる計算になる。
- **プロバイオティクス**：症例によっては有効。プロバイオティクスは腸内に定着せず継続的に摂取し続ける必要がある。市販のヨーグルトや乳酸菌飲料に含まれる菌種はメーカーごとに異なり，児に合うかどうかは，少なくとも2週間程度継続摂取する必要がある（言い換えれば，2週間継続して期待する効果がなければ，別の食品に変えることを勧める）。
- **水 分**：臨床的脱水がなければ，水分摂取量増加の有効性は明らかではない。
- **牛 乳**：牛乳の消化管アレルギー（非IgE）による便秘を疑う場合は，牛乳・乳製品を除去して症状の有無を観察する。

注意点・ピットフォール

- 食卓に座らない，食欲がないといった場合，便秘による不快感や痛みがないかを確認する。
- 子どもは便秘であることを言わない（言えない）ので，下記のような具体的な問いかけが必要となる。

> - うんちは週何回くらい出ていますか？
> - 排便時にいきんでいませんか？
> - 排便後，トイレットペーパーやうんちに血がついていませんか？

- 慢性の機能性便秘は，食事療法や環境調整のみで改善することは難しいケースが多い。適切に薬剤を併用して「痛くない排便」を目指すことがポイントとなる。

フリガナ		年　齢
お名前		歳
ご住所	〒　　　−	
E-mail	@	
ご職業など	勤務医（　　　　　　　科）・開業医（　　　　　科） 研修医・薬剤師・看護師・技師（検査/放射線/工学） PT/OT/ST・企業・学生・患者さん・ご家族 その他（　　　　　　　　　　　　　　　　　　）	

※このハガキにご記入頂く内容は、アンケートの収集や関連書籍のご案内を目的とするものです。ご記入頂いた個人情報は、アンケートの分析やデータベース化する際に、個人情報に関する機密保持契約を締結した業務委託会社に委託する場合がございますが、上記目的以外では使用致しません。以上ご了承のうえご記入をお願い致します。

◆ 弊社からのメールマガジンを □希望する □希望しない
「希望する」を選択していただいた方には、後日,本登録用のメールを送信いたします。

金原出版　愛読者カード

弊社書籍をお買い求め頂きありがとうございます。
皆さまのご意見を今後の企画・編集の資料とさせて頂きますので，
下記のアンケートにご協力ください。ご協力頂いた方の中から抽選で
図書カード1,000円分(毎月10名様)を贈呈致します。
なお，当選者の発表は発送をもって代えさせて頂きます。
WEB上でもご回答頂けます。
https://forms.gle/U6Pa7JzJGfrvaDof8

① **本のタイトルをご記入ください。**

② **本書をどのようにしてお知りになりましたか?**
　□ 書店・学会場で見かけて　　□ 宣伝広告・書評を見て
　□ 知人から勧められて　　　□ インターネットで
　□ 病院で勧められて　　　　□ メルマガ・SNSで
　□ その他 (　　　　　　　　　　　　　　　　　　　　　)

金原出版キャラクター「けーたくん」

③ **本書の感想をお聞かせください。**
　◆ 内　容〔満足・まあ満足・どちらともいえない・やや不満・不満〕
　◆ 表　紙〔満足・まあ満足・どちらともいえない・やや不満・不満〕
　◆ 難易度〔高すぎる・少し高い・ちょうどよい・少し低い・低すぎる〕
　◆ 価　格〔高すぎる・少し高い・ちょうどよい・少し低い・低すぎる〕

④ **本書の中で役に立ったところ，役に立たなかったところをお聞かせください。**
　◆ 役に立ったところ (　　　　　　　　　　　　　　　　　　)
　　→ その理由 (　　　　　　　　　　　　　　　　　　　　　)
　◆ 役に立たなかったところ (　　　　　　　　　　　　　　　)
　　→ その理由 (　　　　　　　　　　　　　　　　　　　　　)

⑤ **注目しているテーマ，今後読みたい・買いたいと思う書籍等がございましたら
お教えください。また，弊社へのご意見・ご要望など自由にご記入ください。**

ご協力ありがとうございました。

3 短腸症候群

病態

- 小腸大量切除に伴う消化吸収障害である。

- 残存小腸50%以上で吸収障害が出現し，20〜30%で重篤な吸収障害をきたす。

- **小腸の長さ**：成熟新生児250 cm→18カ月児400〜500 cm（成人とほぼ同じになる）。切除後の残存腸管は2歳ごろまでは長くなり，5歳ごろまで腸管順応が継続する≒短腸になった時期が予後に関連する。

- 原因疾患には腹壁破裂，中腸軸捻転，壊死性腸炎，先天性腸閉鎖症，ヒルシュスプルング病，外傷などがある。

- 吸収不良になる栄養素は，切除された腸管または損傷を受けた腸管面積に左右される（図1）。

- **病態の経過**：表1参照。

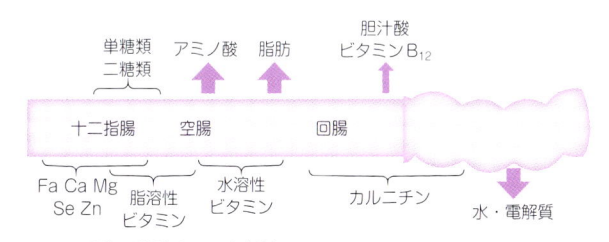

単糖類
二糖類　アミノ酸　脂肪　　胆汁酸
　　　　　　　　　　　　　　ビタミンB$_{12}$

| 十二指腸 | 空腸 | 回腸 | |

Fa Ca Mg　　　　水溶性
Se Zn　脂溶性　ビタミン　　　カルニチン　　水・電解質
　　　　ビタミン

図1　腸管の栄養素の吸収部位

表1　短腸症候群の術後経過

術後経過	術後早期 (2〜4週)	馴化期 (1〜数カ月)	安定期 (数カ月〜1年以上)
病態	頻回多量の下痢水・ 電解質喪失 胃酸分泌↑	消化吸収障害（脂肪・ビタミン・ミネラル） 小腸内腔拡大・壁肥厚，絨毛高↑	下痢改善 脂肪吸収障害は残存していることが多い
栄養管理	中心静脈栄養＋少量の経腸栄養	Cyclic PN＋経腸栄養 （経口栄養）	経腸栄養→経口栄養

栄養管理

- 静脈栄養からの依存度を下げることができるかが，栄養管理上の重要課題である。

栄養管理に影響する因子

- **切除年齢**：乳幼児期までであれば術後の腸管延伸が期待できる。

- **回盲弁の有無**：回盲弁のない児は，回盲弁がある児より静脈栄養依存期間が長い。

- **残存小腸の長さ**：静脈栄養離脱可能な長さは回盲弁切除例 40 cm，回盲弁残存例 10～20 cm。血中シトルリン値は腸管量に相関し，小児では 15 μmol/L 以下で静脈栄養離脱困難とされている。

- **切除小腸部位**：回腸残存例のほうが腸管順応はよい。

- **残存小腸病変の有無**：ヒルシュスプルング病などは残存腸管の機能低下がみられ，外傷性や壊死性の病変切除例に比べ術後の腸管順応が思わしくないことが多い。

栄養療法の実際

- 術後早期から静脈栄養を開始し，経腸栄養，経口栄養へと移行する（図 2）。

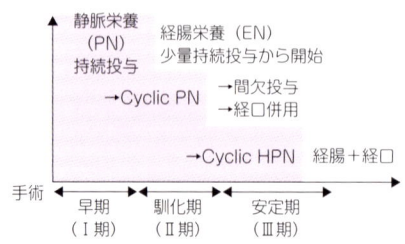

術後早期（Ⅰ期） 術後数日～1カ月
術腸管麻痺から蠕動が回復，水様性下痢出現。PN主体で水・電解質の補正しながら少量のENを開始する時期

馴化期（Ⅱ期） 術後1カ月以降
腸管順応進みENを増量し，PN依存度が下がり，Cyclic PNを導入する時期

安定期（Ⅲ期） 術後数カ月以降
腸管順応が最大に達し，HPNへ移行する時期

図 2　短腸症候群の栄養療法

術後早期静脈栄養

- **エネルギー**：60〜80 kcal/kg/日
- **たんぱく質**：1.5〜2.0 g/kg/日→2.0〜3.0 g/kg/日まで増量可
- **糖 質**：5〜7 mg/kg/分→12〜14 mg/kg/分まで段階的に増量
- **脂 質**：20%脂肪乳剤 0.5〜1.0 g/kg/日
- **水 分**：60〜80 mL/kg/日（低出生体重児 100〜120 mL/kg/日）
- **電解質**：維持量＋下痢による喪失量を補充
- **微量栄養素**：同年齢児相当量（キット製剤に含有しないセレン，カルニチンに注意）

- 乳幼児期のアミノ酸製剤はプレアミン® P を選択する。

- 幼児・学童期からは高カロリーキット製剤を使用できるが，必要なエネルギー量を投与するとアミノ酸過剰やビタミン不足になりやすいので注意する。

術後早期経腸栄養（Trophic feeding）

- 経腸栄養は可能な限り早期（48 時間以内）から，1〜2 mL/kg/日の少量持続投与を開始する。

- 新生児・乳児は母乳が第一選択である。幼児期以降は消化態または成分栄養剤から開始する。

- 整腸剤，制酸剤（H_2 ブロッカー，PPI），腸管蠕動抑制剤（ロペラミド），陰イオン交換樹脂（コレスチラミン）などの併用を考慮する。

- 数日毎に 1 mL/h/日増量し，5〜10 mL/kg/日で消化管耐性が得られれば間欠投与へ移行する。

- 排便量が 40〜45 mL/kg/日を超えれば，いったん投与量を制限（増量前の投与量に戻す）。

- 大腸全摘例では，水よりも経口補水液のほうが水分・電解質の喪失が少ない。

- エネルギー必要量の 30%程度を経腸的に補給できるようになれば，静脈栄養を持続投与から Cyclic PN（投与・休止サイクル：10〜14 時間毎）へ移行する。

- 経口摂取開始時期は下痢をきたしやすい（低残渣・低脂肪食から開始する）。

- PN 漸減時期は微量栄養素の欠乏に注意し，通常の定期採血に栄養採血を加える。

> **胆汁うっ滞**：ビタミン D，ビタミン A，ビタミン E
> **貧 血**：葉酸・銅（大球性），鉄・フェリチン（小球性）
> **白血球減少**：銅・セルロプラスミン（貧血も）
> **下 痢**：亜鉛（特に上部小腸ろうで喪失）
> **その他**：ビタミン B_{12}，セレン，カルニチン

安定期：HPN and/or EN・経口

- 長期 TPN では，カテーテル感染による敗血症や胆汁うっ滞に伴う肝機能障害合併をいかにコントロールできるかが鍵となる。

- 経口摂取では，同年齢児相当に食事をしているようにみえても吸収率の問題で成長率が鈍いことが多い。そのため，定期的に食事摂取量評価を行い，吸収率を加味した栄養量の調整を行う。

- 成長率の確保には静脈栄養の増量も検討するが，年長になるにつれて学校などの日中の生活時間確保と静脈栄養投与速度上限をすり合わせることが難しく，過少投与になりやすい。

- 不消化炭水化物の結腸流入や，腸内細菌の過剰増殖で D−乳酸アシドーシスをきたす。

栄養の知っトク！

GLP-2（glucagon-like peptide-2）

　管腔内の栄養物に反応し，回腸末端や結腸にある L 細胞から分泌される消化管ホルモンで，消化吸収能を増加させ腸管順応を増加させる働きを持つ。GLP-2 の遺伝子組み換えアナログ teduglutide の皮下注が短腸症候群の治療薬として，2021 年に保険収載された。回腸末端や結腸が切除され，内因性の GLP-2 が低下している症例の腸管順応を促進させることが期待されている。

- 異常な細菌増殖には，抗菌薬内服や洗腸，炭水化物制限，食物繊維（ペクチン，グアーガム分解物）投与を検討する。

4　炎症性腸疾患

病 態

- 直腸および結腸の連続した炎症を特徴とする潰瘍性大腸炎と，消化管のいずれの部位にも起こりうる非連続な炎症を特徴とするクローン病がある。

- 疾患の重症度と低栄養状態は相関する（低栄養の本態は原疾患の病勢）。

- 炎症の活動性が高いときは，炎症性サイトカインによる食欲不振や，吸収不良，便への排泄増加，エネルギー消費量の増加がみられ，栄養不良をさらに悪化させる。

低栄養の機序

- 経口摂取↓　栄養吸収↓　栄養喪失↑　必要栄養量↑（炎症，ステロイド）。

- 炎症性腸疾患の成長障害は，経口摂取不足によるエネルギー摂取量不足が原因であることが多い。

- 食物を摂取すると腹痛や下痢になることが多いため，予期不安が強くなり食べられなくなる（特に小児は「食べると痛くなる」経験が摂取不足に大きく影響）。

栄養管理

- **潰瘍性大腸炎**：主要病変が大腸であるため，食事の影響は少なくクローン病のような食事制限は原則不要である。ただし，活動期には低刺激・低残渣・低脂肪食が基本となる。

- **クローン病**：栄養療法はステロイドと同等の寛解誘導効果が認められており，ステロイドによる成長障害の副作用を回避できることから，小児では寛解導入治療の第一選択となっている（図 3）。

- 急性期は水分，Na，K，Cl 欠乏をまず補正する。

成分栄養剤：エネルギー必要量の100% （2〜4週間）	

寛解 ⬇   再燃 ⬆

成分栄養剤：エネルギー必要量の70%	低残渣食：エネルギー 必要量の30%

寛解 ⬇   再燃 ⬆

成分栄養剤：エネルギー必要量の 40〜50%	低残渣食：エネルギー必要量の 50〜60%

 図 3　クローン病に対する栄養療法

（難治性炎症性腸管障害に関する調査班（久松班），研潰瘍性大腸炎・クローン病診断基準・治療指針令和 5 年度改訂版を参考に作成）

- 重症例，劇症例では腸管安静を図るため，絶食での完全静脈栄養を選択する。

- 経腸栄養には，成分栄養剤（エレンタール®，エレンタール®P）と消化態栄養剤（ツインライン®），半消化態栄養剤（エンシュア®，ラコール®など）があるが，脂肪含有量が少ない成分栄養剤が使われることが多い。

- 成分栄養剤は浸透圧性下痢を起こしやすい。導入時は低濃度（0.5 kcal/mL）から開始し，1〜2 週間かけて濃度を漸増（0.5→0.8→1.0 kcal/mL）する（必要エネルギー量は p.24 参照）。

- 成分栄養剤が飲みにくい場合には専用のフレーバーやゼリーミックスなどを用いるが，経口摂取が困難な場合は，経鼻経管栄養を用いることもある。

- 完全経腸栄養法で 2〜4 週間管理後，徐々に経口摂取（低脂肪・低残渣食）へ移行する。

- 潰瘍性病変が消退し，腸管の狭窄や線維化がなければ必ずしも低残渣食である必要はない。

- 経腸栄養法を長期間施行する場合は，使用する栄養剤によっては，必須脂肪酸やビタミン（特に脂溶性ビタミン），微量元素（亜鉛，セレン等），カルニチンなどの欠乏が出現する可能性がある。

- 経静脈的な脂肪乳剤の投与（1〜2 g/kg/日×週 1〜2 回）や，ビタミン類・微量元素を血液検査等でモニタリングしながら補充を行う。

- 低アルブミン血症は，炎症の影響と消化管からの蛋白喪失の両方の影響を反映する。
- 低アルブミン血症がみられるときには，鉄，亜鉛，セレン，ビタミンも同時に喪失している。

特に注意が必要な栄養素

- **回腸病変・切除**：ビタミン B_{12}，脂溶性ビタミン
- **サラゾスルファピリジン投与時**：葉酸
- **ステロイド**：ビタミン D，カルシウム，リン

5　肝胆道系疾患

病 態

- 何らかの理由により肝細胞が障害を受け，肝臓が担う栄養素代謝が障害される。

栄養食事療法が必要な肝胆道系疾患

- **胆汁うっ滞性肝疾患**：胆道閉鎖症，腸管不全合併肝障害 (IFALD) など⇒胆汁分泌不良による脂肪吸収障害が生じる
- **代謝性肝疾患**：肝型糖原病，ウイルソン病，シトリン欠損症 (NICCD) など⇒各疾患の代謝特性に応じた栄養素摂取の工夫が必要
- **非代償性肝硬変，肝不全**⇒肝臓での蛋白合成能や解毒機能の低下が生じる

栄養管理

胆汁うっ滞性肝疾患

- 十分な胆汁が十二指腸に排泄されないため，脂肪と脂溶性ビタミン類の吸収障害が生じる。
- 新生児，乳児期は可能な限り母乳を継続するが，病態に応じて必須脂肪酸強化 MCT ミルク（特殊ミルク）やエレンタール® P を併用する。
- 離乳期以降は，脂肪便（灰白色便）の悪化がみられない範囲での低脂肪

食とする（離乳食はもともと脂肪含有量が少なく，特別な配慮を必要としないことが多い）。

- エネルギー，たんぱく質量は同年齢児相当の食事摂取基準に準じるが，脂肪吸収不良に伴う体重増加不良がみられる場合は，中鎖脂肪酸（MCT）や糖質でエネルギーアップを図る。

- 低脂肪食や MCT 使用時は必須脂肪酸欠乏（MCT には必須脂肪酸が含まれない）に注意が必要である。

- 脂溶性ビタミン（A，D，E，K）の補充も必要となる。

- 胆道排泄系の微量元素（銅，マンガン，アルミニウム）は体内に蓄積する傾向にある。

代謝性肝疾患

肝型糖原病

- グリコーゲン合成・分解経路の先天的障害であり，糖質代謝障害によって肝腫大，低血糖，低身長を呈する。進行すると肝硬変，肝腫瘍を発症することがある。

- グリコーゲンの利用障害であり，絶食時の低血糖を予防するために栄養食事療法を要する。

- **少量頻回食・夜間持続注入**：2〜3 時間毎の食事。

- **夜食療法（late evening snack；LES）**：就寝前の炭水化物（グルコース換算 30 g/食を目安）を中心とした軽食。

- **糖原病用特殊ミルク（昼用・夜用）の利用**：GSD-D，GSD-N。

- **非加熱コーンスターチの内服**：眠前に 1.5〜2 g/kg。

- **乳糖，果糖，ショ糖，ガラクトース制限**：糖摂取量の 5%以下。

ウイルソン病

- 先天性の銅排泄機構異常により銅が体内に蓄積し，その毒性によってさまざまな臓器障害をきたす。

- **銅の吸収を阻害または排泄を促進する薬物療法**：ノベルジン（亜鉛製剤），メタライト（キレート剤）。

- **銅制限食**：1〜1.5 mg/日以下（乳児は 0.5 mg/日以下）。
- 銅制限食については，大阪母子医療センターのホームページ（https://www.wch.opho.jp/hospital/department/eiyou）に掲載されている「銅制限のための食品交換表」が有用である。

シトリン欠損症

- 肝ミトコンドリア膜に存在するアスパラギン酸・グルタミン酸キャリアであるシトリンが欠損する疾患である。
- 新生児期から乳児期早期に黄疸や体重増加不良がみられ，検査上肝内胆汁うっ滞，肝障害，ガラクトース血症，多種アミノ酸血症，低蛋白血症，低血糖，凝固能異常，脂肪肝などを呈する新生児肝内胆汁うっ滞（neonatal intrahepatic cholestasis caused by citrin deficiency；NICCD）と，思春期以降の病型である成人発症 II 型シトルリン血症（adult-onset type II citrullinemia；CTLN2）がある。
- NICCD の栄養治療は，中鎖脂肪酸（MCT）含有特殊ミルク，脂溶性ビタミン投与，乳糖制限である。多くは 1 歳までに改善し，「見かけ上健康」な適応・代償期が存在する。
- 代償期には高蛋白・高脂肪の食事を好み，糖質を好まない特異な食癖が現れる。
- 代償期は，低糖質・高蛋白質食による治療を行う（CTLN2 の発症予防目的）。
- 体重増加不良や易疲労感を呈する症例には MCT オイルも併用する。

非代償性肝硬変・肝不全

- 肝機能が 70%以上喪失した状態で，食欲不振，横断，腹水，神経症状，凝固障害などを呈する。
- エネルギー代謝は亢進しており，安静時の 1.2〜1.5 倍のエネルギーが必要とされている。
- アンモニア処理能の低下，骨格筋での代償性の BCAA 利用亢進（糖新生に利用される），肝グリコーゲン貯蔵量低下に対し，たんぱく質制限，BCAA 療法，夜食療法がある。

- **たんぱく質制限**：肝性脳症なし 1 g/kg/日・肝性脳症あり 0.5〜1 g/kg/日
- **BCAA 療法**：BCAA 顆粒製剤の内服
- **夜食療法**：就寝前の炭水化物を中心とした軽食摂取

6　膵疾患

病態

- 急性膵炎は，小児では膵胆管合流異常や薬剤，感染などが誘因として，可逆性の炎症が膵臓とその周囲に生じる。

- 慢性膵炎は膵臓の持続的な炎症により膵実質の繊維化や膵管の拡張をきたし，膵内・外分泌不全となる。小児では稀である。

栄養管理

- 急性膵炎の初期治療の基本は，絶飲食（膵外分泌刺激の回避）と十分な補液である。

- 重症急性膵炎であっても，腸管合併症（腸管穿孔，麻痺性イレウスなど）がなければ早期（入院後 48 時間以内）から経腸栄養チューブを，トライツ靱帯を超えた空腸に留置し，少量の成分栄養剤を開始することが推奨されている。小児においては体格や技術的な問題を考慮して留置部位を決めることが多い。

- 軽症から中等症の急性膵炎では特別な栄養療法を要せず，2〜3 日の補液のみで軽快することが多い。

経口摂取開始の目安

- 腹痛や圧痛の消失，腸蠕動音の確認，空腹感の出現など自他覚症状の改善
- 血中アミラーゼ値，リパーゼ値の改善（基準値上限の 2 倍以下）
- 白血球，CRP 値の正常化

- 麻痺性イレウスの改善，膵および膵周囲の炎症沈静化を確認すること。

- 炎症反応が沈静化し全身状態良好で腹痛の消失があれば飲水から開始し，糖質主体の流動食から開始する。

- 子どもは重湯や全粥を好まず，経口摂取が進まないことも多いため，脂質を含まない経口補水液やスポーツドリンク，100％果汁飲料などから開始することもある。

- 膵外分泌を刺激しないように脂肪制限食を開始し，腹痛の再燃がなければ徐々に脂肪制限を緩和していく。

- 膵臓は臨床的回復後約6カ月かけて機能的，形態的に回復するため，少なくともこの間は膵炎発作の再燃に注意し，過度な脂肪摂取は避けるよう指導する。

7 先天性心疾患

病態

- 小児心疾患には先天性心疾患と，川崎病や急性心筋炎などの後天性心疾患がある。

- 特別な栄養管理を要するのは，複雑心奇形などの先天性心疾患である。

- 複雑心奇形は同じ病名でも管理方法が異なる。心奇形による肺血流が増える病態かどうかを見極めることが栄養管理のポイントとなる。

- **肺血流増加**：多呼吸・努力呼吸・哺乳力低下（エネルギー摂取量低下）→体血流減少→消化管浮腫・消化吸収不良・乏尿→心筋負荷増大（エネルギー消費量増大）→体重増加不良・成長障害。

- **肺血流減少**：中心性チアノーゼ→体血流量変化なし→心筋負荷不変（心不全なし）。

- **注**：単心室＋動脈管依存循環の場合は，チアノーゼ＋肺血流増大＋心不全となる。

栄養管理

- 栄養管理の要点は，児の循環動態を悪化させない範囲で栄養を充足させることである。

- 染色体異常を合併している場合の体重増加不良は，心疾患によるものなのか染色体異常に伴うものなのかを鑑別する必要がある。

- 心奇形への治療介入が難しく，心不全の軽快が望めない場合には，体重増加ではなく，現状の栄養状態を悪化させないレベルの栄養管理へ転換する決断が必要になる。

- 心不全がなくチアノーゼだけであれば体重増加は良好であり，特別な栄養管理は要しない。ただし，長期間のチアノーゼは IGF-1 産生の低下により成長障害を引き起こすことがある。

- 「肺高血流＋心不全」の症例はエネルギー消費が増大する病態に，水分制限が必要になるため，少量で高カロリー（エネルギー密度の高い）な栄養療法を要する。

- エネルギー必要量は心不全なしで 100〜120 kcal/kg，心不全ありで 140〜160 kcal/kg とされている。

- しかし，150 kcal/kg 以上を栄養療法だけで確保することは実臨床上難しい。心負荷を軽減する治療介入によってエネルギー必要量が減少することに期待する。

- 栄養介入のファーストラインは少量頻回授乳（3 時間ごと）だが，これで何とかなる児は少ない（そもそも悩まない）。哺乳量，哺乳時間が心不全症状進行のモニタリング指標になる。

- 児が飲み切れる量で足りるようにエネルギー密度を上げる戦略になる。

- 母乳（65 kcal/100 mL）or 人工乳（67 kcal/100 mL）
- MCT オイル添加母乳：MCT オイル（8.7 kcal/mL）を 0.5〜2 mL/kg/日添加
- 高濃度ミルク（15〜20％：70〜100 kcal/100 mL）
- 経腸栄養剤（80〜150 kcal/100 mL）

- 450 mOsm/kg・H_2O を超えると，壊死性腸炎の発症リスクが高くな

るといわれている。そのため，腸管の未熟性や循環不良が想定される児に対する高濃度ミルクの濃度アップは，17%（約 400 mOsm/kg・H_2O）までで一旦様子をみるとよい。

- 強化母乳も選択肢だが，心疾患は本来の適応ではなく，腸蠕動が弱い心不全児の場合は腸閉塞のリスクがある。

- 併用する場合は，消化器症状（胃残，腹満，下痢など）のモニタリングを行いながら慎重に投与する。

- 厳密な水分管理が必要なケースでは経管栄養を導入するが，哺乳機能維持のための少量の経口哺乳を併用することも忘れてはいけない（乳首を咥えさせるだけでもよい）。

8 急性糸球体腎炎・ネフローゼ症候群・慢性腎臓病

病態

急性糸球体腎炎

- 糸球体ろ過量の低下と乏尿，ナトリウム貯留による浮腫，高血圧を呈する。

ネフローゼ症候群

- 大量の蛋白尿による低蛋白血症，脂質異常症，浮腫を呈する。

慢性腎臓病

- 不可逆的な腎障害で糸球体ろ過量の低下が進行し，代謝性アシドーシス，尿毒症，食欲不振を呈する。

栄養管理

- 急性糸球体腎炎では，急性期の乏尿，浮腫，高血圧の程度に応じて，食塩，水分，カリウム制限が必要になる。症状が回復した後は，特別な栄養管理を要さない。

- ネフローゼ症候群の浮腫改善に塩分制限が推奨されているが，浮腫の本

表2　小児慢性腎臓病の栄養管理

病　態	栄養食事療法	期待される効果
細胞外液量増大 血管内溢水による高血圧	食塩制限	浮腫の軽減，降圧
低/異形成腎による 塩類喪失低ナトリウム血症	ナトリウム補充	低ナトリウム血症の是正
高カリウム血症	カリウム制限	血清カリウム低下
高リン血症	リン制限	血清リン低下 血管石灰化抑制
高窒素血症	たんぱく質過剰摂取を避ける	尿毒症症状の抑制
代謝性アシドーシス	たんぱく質過剰摂取を避ける	代謝性アシドーシスの改善

態は低蛋白血症による血管内脱水であるため，水分制限は通常行わない。

- 小児慢性腎臓病の栄養管理は，腎疾患の種類，病期，治療内容（薬物療法，透析療法）によって大きく異なる（表2）。

> - **エネルギー**：同年齢相当食事摂取基準に準じる
> - **たんぱく質**：同年齢相当食事摂取基準に準じる⇒たんぱく質制限は行わない
> - **水 分**：溢水がない限り，水分制限は行わない
> - **塩 分**：低形成・異形成腎で慢性的な塩類喪失がある場合は「塩分補充」を行う

- 乳児期には特殊ミルク明治8806H低カリウム・中リンフォーミュラを使用する。

9 ビタミンD欠乏性くる病

病 態

- ビタミンDはカルシウムの吸収と骨の形成に必要な栄養素である。ビタミンD欠乏性くる病は，ビタミンDの不足によって骨が軟化し，変形をきたす。

- 主に乳幼児や子どもに発症するが，成人でも起こりうる。症状は，骨の

痛みや内反膝（O脚）・外反膝（X脚）などの下肢変形，歩行障害などである。

ビタミンD欠乏症のリスク因子

- 完全母乳栄養
- 母親のビタミンD欠乏
- 食事制限：食物アレルギー，偏食，菜食主義など
- 慢性下痢
- 日光曝露不足：外出制限，紫外線カットクリームの使用，冬期，高緯度など
- 早産児，胆汁うっ滞性疾患

栄養管理

- ビタミンD欠乏性くる病の予防と治療には，ビタミンDを含む食品やサプリメント（森下仁丹BabyD®200など）の摂取，日光浴などが有効である。

- 日本においては処方できる天然型ビタミンD製剤がないため，活性型ビタミンD製剤の投与が行われている〔1α（OH）D製剤：0.1 μg/kg/日〕。

- 活性型ビタミンD製剤ではビタミンDは充足しないため，生活・食事指導は必要である。

- 胎児のビタミンD充足度は母体のビタミンD充足度に依存するため，妊娠前から十分なビタミンDを摂取する習慣が重要である。

- ビタミンDは魚類やきのこ類に多く含まれるが，母乳（人工乳にはビタミンDが強化されている）や穀類や野菜類，豆類には多く含まれておらず，離乳期は不足しやすい栄養素である。

- **ビタミンDを含み離乳食として使用しやすい食材**：しらすや鮭，いわし，卵黄など。

- 乳児のビタミンD摂取目安量は，5.0 μg/日（日本人の食事摂取基準2020年版）であるが，母乳中のビタミンD含有量は0.3 μg/100 g〔日本食品標準成分表（八訂）増補2023年〕である。

- 母乳だけでは十分なビタミン D を摂取することが難しく，適度な日光浴が必要である。日光浴の目安は夏場で 10 分，冬場で 1 時間程度。
- 米国小児科学会では母乳栄養児には出生数日後から 400 IU (10 μg) のビタミン D を補充することを推奨しているが，日本では推奨に至っていない。

10 1 型糖尿病

病 態

- 1 型糖尿病では，膵臓 β 細胞の破壊による絶対的インスリン欠乏状態である。
- 治療はインスリン治療が主体であり，基本的には食事制限は不要である。
- インスリン治療には頻回インスリン注射法や，持続皮下インスリン注入療法による強化インスリン療法がある。
- 2018 年からリアルタイム CGM (continuous glucose monitoring) が保険適用となり血糖値の変動が経時的に把握できるようになった。
- CGM の普及により，血糖値の変動と食事の摂取量やバランスとの関連が把握しやすくなり食事指導の重要性が増している。

栄養管理

- 食事療法のポイントは，成長に必要な栄養摂取ができるように支援することである。
- エネルギー必要量と PFC バランスは同年齢相当児と同等とし，食事制限は不要。
- インスリンポンプと CGM の普及により，カーボカウント法 (食事に含まれる糖質量を把握して，インスリン量を調整する方法) が主流となっている。
- **低血糖時の補食**：ブドウ糖単独で 10〜20 g 摂取する。糖質 10 g で血

糖値 50〜100 mg/dL 上昇。

- **運動時の低血糖予防**：運動前に糖質 10〜20 g 摂取する。運動の種類によって，スポーツ飲料のような単純糖質で摂取するか，おにぎりやクラッカーなど脂肪や食物繊維も含んだ食品で摂取するかを選択する。

- 小児期の食事療法は保護者の食事や栄養に対する考え方や信念，経済力といったものにも影響を受ける。子どもだけでなく，保護者との信頼関係構築も重要である。

- 1 型糖尿病の食事療法を指導する際には，患児自身や保護者が以下のような極端な発想につながらないように注意する。

> ×たくさん食べてもインスリンを打たなければ太らない
> ×インスリンさえ打てば，好きなものをなんでも食べてかまわない
> ×ごはん（糖質）を食べなければインスリンは打たなくてもいい　など

- 一方，発症時には「これまで自分が出していた食事が悪かったから発症したのではないか？」「一生厳しい食事制限を続けなければならないのではないか？」といった食事療法に関する誤解を持たれやすい。そういった誤解を一つずつ解消しながら信頼関係を構築していくことが大切である。

11　肥満・メタボリック症候群

背 景

- 肥満とは「エネルギー摂取量＞エネルギー消費量」の状態が持続することにより，体内に脂肪が過剰に蓄積された状態をいう（図 4）。

- 小学校低学年までの食習慣や食嗜好は親の影響を強く受けるため，親への食教育が重要である。

- 高学年になると自分の意思として「食べる・食べない」と決めはじめ，なかなか親の言うことを聞かなくなる（これはある意味健全）。健康的な食習慣の確立は，幼少期からの食環境が重要。

ウエスト周囲径
小学生 75 cm 以上・中学生 80 cm 以上（男女とも） かつ/または ウエスト身長比 0.5 以上

腹部肥満に加え，下記のうち2項目当てはまる場合，
小児のメタボリックシンドロームと診断する

高血圧	空腹時高血糖	脂質異常
収縮期血圧：125 mmHg 以上 かつ/または 拡張期血圧：70 mmHg 以上	100 mg/dL 以上	中性脂肪 120 mg/dL 以上 かつ/または HDL コレステロール 40 mg/dL 未満

腹部肥満＋動脈硬化危険因子＝メタボリックシンドローム
⇒予防的な要素を含んだ概念

図 4　小児の腹部肥満

- 「食べすぎる」のは，食事自体の提供量（ポーションサイズ）が多いケースと，少量でもエネルギー密度が高い食品（加糖飲料や菓子類）の摂取頻度が多いケースとがある。

- 肥満，メタボリック症候群を発症するケースは，ポーションサイズが多く，少量でもエネルギー密度の高い食品を好んで食べる2つの習慣が合併している。

- 高尿酸血症は，成人ではアルコール摂取量と関連するが，小児では果糖や液糖を含む飲料（清涼飲料水やアイス・氷菓）の摂取量と関連する。

栄養管理

- 生活習慣の修正（食事療法と運動療法）が基本的な治療法である。

- 【治療】メタボリックシンドロームである小児：減量・腹囲の減少，低エネルギー食，運動療法。

- 【予防】メタボリックシンドロームのリスクのある小児：同年齢児相当の食事，過剰摂取の見直し，定期的な運動。

- 【正しい情報】現在はリスクのない小児：望ましい生活習慣の確立，食育，太りすぎ・痩せすぎの弊害を知る。

小児肥満に対する栄養食事療法

- 消費エネルギー（運動）よりも摂取エネルギー（食事）を少なくすることで，体脂肪の減量を図る。

- 成長期のため，極端な摂取エネルギー制限は行わない。食事内容の問題点を是正し，定期的な観察を行い，肥満度が上昇しないようにする。

- 筋肉を減らさず体脂肪を減らす（炭水化物控えめで，たんぱく質をしっかり摂る）。P：F：C＝20：25-30：50-55。

- **軽度肥満**：摂取エネルギー制限は行わない。食事内容の問題点を是正し，定期的な観察を行い，肥満度が上昇しないようにする。

- **中等度，重度肥満**：エネルギー必要量の10〜20％を制限。エネルギー以外の栄養素は年齢相応を維持。体重減少よりも肥満度減少を重視する。

小児肥満に対する運動療法

- 消費エネルギーの増加と筋力増加を期待する。食事療法との併用が効果的である。

- 肥満児は動きが緩慢で持続力に劣る場合が多く，水泳やゲーム性を取り入れた運動など楽しめる運動がよい。

- 無理のない運動からはじめ，歩数や肥満度などをモニタリングし，励ましや称賛によって継続率を高める。

- 1日あたり500〜1,000歩（外遊び10〜15分）程度増やすことから始め，最終的には1日あたり60分程度の運動実施を目標とする。

小児肥満に対する行動療法

- 行動療法の技法として，セルフモニタリング（自己監視法）が最も重要である。

- 毎日，家庭で体重を測定し，記録してもらう。測るだけでは効果がなく，手帳やカレンダーに記録する。

- 体重を維持でき，外来で医師や看護師など周囲の人にほめられるとうれしいのは，自然な感情。ほめられることによって行動が促進される（オペラント強化）。

- 共同治療者として教育する親の訓練も重視される。

12 脂質異常症

- 脂質異常症のなかで高脂血症と呼ばれる病態は，リポ蛋白の増加状態により高コレステロール血症と高中性脂肪血症に分類される。
- 小児期の脂質異常症は，成人期と異なり原発性（遺伝性）の割合が多い。
- 続発性（非遺伝性）の脂質異常症は肥満や内分泌疾患（糖尿病，甲状腺機能異常，クッシング症候群），ネフローゼ症候群，薬剤性がある。
- 成人で問題となる脳梗塞，狭心症，心筋梗塞などの原因である動脈硬化の初期病変は幼児期から生じている。
- 動脈硬化病変は LDL-コレステロール (LDL-C) の累積値に比例して進行すると考えられており，家族性高コレステロール血症 (familial hypercholesterolemia；FH) は早期からの栄養介入を要する。
- FH ホモ接合体患者などの一部の例外を除き，小児期に動脈硬化性疾患を発症することはなく，自覚症状もないため，本人や家族への動機づけ支援が重要である。
- FH の場合，両親（両方もしくは一方）にも高コレステロール血症があり，家族ぐるみの食事療法が重要である。
- 原発性高中性脂肪 (triglyceride；TG) 血症では，急性膵炎の発症予防が重要である。
- 小児がんの化学療法中に薬剤性高 TG 血症を呈することもある。

栄養管理

- 原発性，続発性のいずれであっても，血中脂質は食習慣の影響を大きく受ける。
- 食物繊維や植物ステロールの摂取量を増やすと LDL-C が低下する。

- 脂質，糖質を制限すると TG の合成が抑制され，TG が低下する。

- 青魚に多く含まれる n-3 系多価不飽和脂肪酸の摂取を増やすと，TG の合成が抑制され，TG が低下する。

- 高 TG 血症は，肥満があれば炭水化物の過剰摂取を疑うが，肥満がないケースや薬剤性ではリポプロテインリパーゼ (LPL) 活性の低下による高 TG 血症を呈していることが想定される。この場合は脂肪摂取量の制限 (脂肪エネルギー比 10〜20%) が有効である。

- 肥満を合併している (BMI↑) 場合は，肥満を惹起している特徴的な食習慣を見出し，的を絞った指導を行う。

BMI↑+LDL↑+HDL↓

- 飽和脂肪酸摂取過多に起因するエネルギー摂取量過剰を疑う。

- 肉類＞魚・大豆製品 or/and 洋菓子類，スナック菓子摂取過多。

BMI↑+TG↑ (糖尿病は除外)

- 糖質摂取過多に起因するエネルギー摂取量過剰を疑う。

- 朝食や間食に菓子パンをよく食べる。麺類・パスタ・丼物だけのメニューが多い (夏休みなど長期休み中に多い)。

BMI↑+TG↑+UA↑ (糖尿病は除外)

- 果糖液糖摂取過多に起因するエネルギー摂取量過剰を疑う。

- 果糖ブドウ糖液糖を含むスポーツドリンクを水代わりに飲んでいる。

- LDL-C の具体的な評価・管理プロセスについては，『小児家族性高コレステロール血症診療ガイドライン 2022』(日本小児科学会・日本動脈硬化学会編) を参照。

13 貧 血

病 態

- 貧血は末梢血中の赤血球成分が減少した状態を指し，赤血球，ヘモグロビン (Hb) 濃度，ヘマトクリット値の低下で定義される。

- 栄養性貧血で最も頻度が多いのは，鉄欠乏性貧血である。

- 少食や偏食，経管栄養児の貧血では，ビタミン B_{12} や葉酸欠乏による巨赤芽球性貧血や亜鉛，銅欠乏による微量元素欠乏性貧血も考慮する。

- すでに貧血を呈した状態では食事療法のみで改善させることは難しく，適切な薬剤（鉄剤，ビタミン剤，亜鉛製剤など）の投与が必要になる。

鉄欠乏のリスク

- **母体から胎児への鉄移行が少ない早産，低出生体重児**：未熟児後期貧血。

- **6 カ月以降も母乳のみで，離乳食が開始できていない児や，離乳食を開始しているが，肉や魚，鶏卵の摂取量が少ない児**：乳児後期貧血。

- **複数の食物アレルギーがある児**：不適切な過剰除去含む。

- **鉄需要の高まる時期（6 カ月〜2 歳と思春期）の偏食や少食，ダイエット**：思春期の女子は月経がはじまる時期と外見を気にする時期が重なり，食生活の偏りや意図的なダイエットなどが関与して栄養素摂取不足に陥りやすい。

- **月経過多や消化管疾患（Meckel 憩室など）による慢性出血，過度なスポーツ活動**（鉄の喪失＞鉄の摂取量）。

- **体重増加不良をきたすほどの食事摂取量不足**：造血に必要なたんぱく質，ビタミン，ミネラルの摂取不足。

栄養管理

- すでに貧血を発症している場合は，食事療法だけでは改善は難しく，鉄剤などの薬物療法と並行して食事指導を行い，再発を防止することが重要である。

- リスクのある児への予防的食事介入には，鉄だけでなく，エネルギー摂取量やたんぱく質摂取量にも注意を払う。

- 離乳期は，鉄を多く含む食材の利用を勧めるが，家庭の事情によっては市販離乳食や鉄強化食材（レバーパウダーや鉄強化の乳製品やふりかけ，菓子類）の選択やフォローアップミルクの料理への応用法などを指導する。

- ビタミン B_{12}，葉酸以外にもビタミン A，B_2，B_6，C，E などの欠乏でも貧血をきたすが，日常臨床でそれらを精査することは少なく，結果的に鉄やビタミン B_{12} 欠乏と片づけられていることが多い。

- 極端な偏食で特定の食品しか摂取できない場合（特定の栄養素のみが欠乏）を除いて，複数の栄養素が潜在的に不足している結果として貧血症状を呈している。

- 不登校などで学校給食を摂取する機会が限られる児の食事内容は，エネルギー密度が高いわりに栄養密度は低いことが多い。鉄だけでなく複数の栄養素不足による貧血を疑う。

- 栄養性貧血の発症には複数栄養素不足が関与している。特定の栄養素だけに特化した食事指導（鉄の多い食材の紹介など）ではなく，食生活全体の改善に着目した栄養支援が重要である。

14 小児がん

病態

- 日本において小児がんは年間約 2,500 名に発症し，最も頻度が高いのが急性白血病（ALL：500 名/年）である。リンパ腫と合わせると小児がんの半数近くが造血器腫瘍である。

- 小児造血器腫瘍の約 7 割は治癒可能だが，残りの 3 割は寛解維持困難とされている。

- 集学的治療の副作用として，食欲不振，味覚障害，異化作用，免疫抑制のほか，嘔気，粘膜炎，胃内容うっ滞，吸収不良，下痢といった消化管障害がある。

- 治療開始とともに食事摂取量が低下し，一次性栄養障害のリスクが増大する。

- 小児がん治療中の栄養不良は患児の予後に影響する。治療開始前の肥満や低体重は，その後の治療反応性に影響する。

- **肥満患者**：肥満は肝臓と膵臓の有害事象発生に影響する。
- **低体重患者**：たんぱく質・エネルギー栄養失調→免疫低下→感染性合併症発症に影響する。

栄養管理

エネルギー	新生児：食事摂取基準（低体重乳児はキャッチアップを加味） 1歳以上：BMR×1.6　肥満があればBMR×1.3 5%の体重減少：BMR×1.4〜1.6 10%の体重減少：BMR×1.8〜2.0
たんぱく質	6カ月未満児：3g/kg/day　6〜12カ月児：2.5〜3g/kg/day 幼児・学童：2〜2.5g/kg/day　思春期：1.5〜1.8g/kg/day
脂質	10〜30% E
水	1〜10kg：100mL/kg/day 11〜20kg：1,000mL+50mL（>10kg毎） 21〜40kg：1,500mL+20mL（>20kg毎）
ビタミン	年齢相当のビタミンを供給 HCTではビタミンCを追加（31kg未満250mg，31kg以上は500mg）
ミネラル・電解質	食事摂取基準に準じる（電解質は血中の値をモニター） 治療中およびHCT：鉄の過剰投与に注意（輸血の影響を考慮） 肝胆道系合併症がある場合：静脈栄養からの銅補給に注意 ステロイド治療中：カルシウムとビタミンDを補充

BMR：基礎代謝量
(Samour & King's Pediatric Nutrition in Clinical Care 5th ed. 2020 より作成)

- 消化管が機能している子どもには経口食が第一選択である。集学的治療中の子どもは，食欲と食物に対する耐性が大きく変動する。
- 栄養密度の高い食品や水分を少量かつ頻繁に摂取させ，親の関与を促すことで，経口摂取量を増やす。
- 摂食機能発達の遅れを持つ幼い子どもたちにはSTの介入を要する。
- 好中球減少中は「低菌食」とする。食品の安全性に関する教育を提供することは，食品媒介性の病気を減らすうえで重要である。
- プレバイオティクスとプロバイオティクスは，より健康的な腸内細菌叢維持に有用である。腸内細菌叢の多様性低下が移植片対宿主病（GVHD）の発症に影響するとの研究がある。

- 一方で，懸念されるのは，免疫抑制された小児におけるバクテリアルトランスロケーションまたは感染の結果としての敗血症である。
- 病院のフードサービスの目標は，患者の治癒を促進し，体重の損失を回復し，病気からの回復を支援する栄養価の高い食事を提供することである。しかし実際には，決まった献立，厳格な食事時間，ベッドサイドでの食事など病院給食の環境は，多くの小児がんおよび移植患者のニーズを満たしていない。
- 患児にとって重要なことは，本人が欲する食べ物の選択と食事のタイミングに柔軟に対応できるフードサービスであることである。
- ホテルスタイルの 24 時間対応ルームサービスを行った病院では，従来に比べ 28％以上エネルギー摂取が増加し，満足度について excellent 評価が 35％増加したという報告もある (J Acad Nutr Diet 2015；115：567-84)。

15 食物アレルギー

病態

- 食物アレルギーは，本来無害であるはずの食物に対する免疫反応である。
- 原因食物の摂取によって，皮膚症状（蕁麻疹や湿疹），呼吸器症状（咳・喘鳴），消化器症状（腹痛・下痢・嘔吐），全身症状（血圧低下）など多彩な症状を示す。
- 原因食物の診断には病歴が重要であるが，問診のみでは情報が不足する場合は，経口負荷試験（少量から摂取して，症状の出現の有無を観察する）を行って診断する。
- 抗原特異的 IgE 抗体陽性（＝感作されていることを示す）と食物アレルギー症状が出現することとは必ずしも一致しない。食物の摂取によって症状が起こるかどうかの事実を確認する。
- 経口負荷試験には「食物アレルギーの確定診断（原因アレルゲンの同定）」と「安全摂取可能量の決定および耐性獲得の診断」の目的がある。

栄養管理

	保護者の不安を理解したうえで支援する	選んで（選び方）	作って（作り方）	食べる（食べ方）

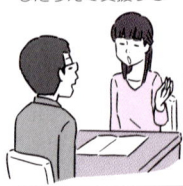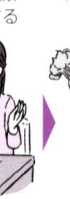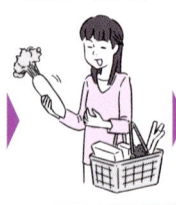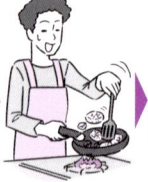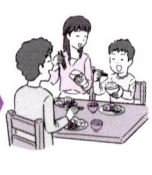

		選んで（選び方）	作って（作り方）	食べる（食べ方）
アレルギーの視点		●特定原材料表示 ●除去不要原材料 ●交差反応性	●低アレルゲン化 ●除去食の作り方 ●コンタミの防止法	●安全に食べられる量
栄養の視点		●栄養素代替食品 ●補助栄養（加水分解乳・強化米など）	●調理方法（献立の組み合わせ）	●成長発達に必要な量

- 原因食物を特定し，摂取しないことで症状を防ぐ（除去食）。

- 除去食は症状を誘発しない必要最小限の食物除去にとどめ，QOL の向上に努める。

- 不適切な除去食は栄養障害を招く。そのため完全除去を指示する場合，食物除去により不足する可能性が高い栄養素をどのように代替する食品で補うかを詳しく指導する必要がある。

体重増加不良

- 食物除去が不十分⇒下痢・嘔吐遷延。

- 不適切な食物除去⇒栄養素の摂取量不足。

ビタミン D 欠乏性くる病

- 魚類の完全除去。

- 牛乳の完全除去。

低身長

- 牛乳の完全除去。

16 重症心身障害

病態

- **重症心身障害児 (者)**：重度の肢体不自由＋重度の知的障害。

- **超重症心身障害児 (者)**：肢体不自由＋知的障害＋医療的ケア (呼吸・栄養・排泄)。

- 医学的管理下に置かなければ，呼吸をすることも栄養を摂ることも困難な障害状態。

- 原因は中枢神経系主体の障害や疾患であり，てんかん・嚥下障害・睡眠障害・視覚聴覚障害なども合併する。

栄養管理

- 栄養に関わるどの部分がどう障害されているかを判断し，個別の栄養のあり方を検討する (図5)。

- 医学的な問題 (呼吸器症状，てんかん，胃ろう漏れなど) が安定しているにもかかわらず，体調を崩しやすかったり，一度減った体重が戻りにくい場合は以下をチェックする。

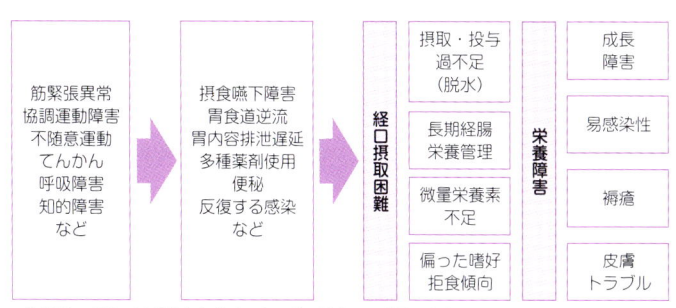

＊筋緊張，感染，呼吸障害などはエネルギー消費にも影響を与える

図5　重症心身障害児の栄養障害

59

- ①は栄養の量，②③は栄養の質に関連している。また筋緊張が高まると必要量（消費量）も増加するため，発作の頻度は体重変動にも大きく影響する。

17　ダウン症

栄養学的特徴

- ダウン症児の栄養状態は，合併する先天性心疾患や消化管奇形の影響を強く受ける。

栄養学的リスク

心疾患，感染症，甲状腺機能低下：体重増加不良
低身長：肥満（体重の増加＞身長の伸び）
筋緊張の低下，甲状腺機能低下：便秘
摂食機能発達の遅れ：経口摂取不良，丸のみ摂食，窒息
筋緊張の低下，整形外科疾患の合併：活動量低下（エネルギー消費低下）
→肥満
感覚過敏，知的障害：極端な偏食

ダウン症児の摂食機能発達の特徴

- **口唇閉鎖が弱く哺乳不良になりやすい**：上唇が山型で開口し，ミルクが側方からもれる。

- 舌の前方突出が強く，乳首の吸てつやスプーン摂食の障害になりやすい。

- 歯列の遅れや口腔筋力の弱さ，長引く舌突出の影響などで，液体をうまく取り込めなかったり，2歳を過ぎても離乳食形態から幼児食形態へ進まなかったりすることが多い。

- 大人と同じような食形態で食べられるようになるのに5，6歳まで要することがある。

- 摂食機能発達が緩徐であるため，保護者は授乳期や離乳期に育児困難感を抱えやすい。月齢ではなく児の摂食機能に応じた食形態で食事を調整するよう指導する。

- 摂食機能を上回る食形態で与え続けると"丸のみ"の癖がついてしまう。摂食嚥下に関連する筋力は基本的に弱いため，大人と同じように食べているようにみえても，誤嚥や窒息のリスクは高い。

栄養管理

必要栄養量の設定

- **エネルギー**：肥満を予防するため，同年齢の食事摂取基準ではなく身長を基準にしたエネルギー計算式を用いる。10〜15 kcal/cm（5〜12 歳）。

- **たんぱく質**：実年齢よりも大幅に身長が低い場合は，身長年齢の食事摂取基準を用いる。体格が同年齢相当であれば食事摂取基準に準拠する。

- **ビタミン・ミネラル**：同年齢食事摂取基準に準拠するが，離乳食形態の食事が遷延するため，鉄，カルシウム，ビタミン C の不足には特に注意が必要。

- 特定の食べ物しか受けつけない極端な偏食の場合は，サプリメントを併用して不足するビタミン・ミネラルを補うことも必要になる（p.112「表2　炊飯添加型サプリメント・強化米」参照）。

摂食機能・摂食行動へのアプローチ

- 摂食機能障害や摂食行動異常に対する介入は，早ければ早いほどよい。早期介入で摂食機能発達に応じた訓練や指導ができ，誤学習による異常パターンの進行や定着を防ぐことができる。

- 内部発達の弱さを，食環境と食形態の調整でサポートしつつ摂食機能訓練を並行して行う。

- 摂食機能発達期（〜2 歳頃）は合目的動作の反復練習が中心となる。

合目的動作の反復練習例

- 舌が突出しないように舌尖を口腔底に向かって押し込む
- 口唇を 2 本の指で挟み，口唇閉鎖をサポートする
- **スナック菓子（かっぱえびせんなど）を用いた咀嚼訓練**：訓練には歯科やリハビリテーション分野の専門家との協働が必要

- 年長児になり，大人と同じような食形態で食べられるようになると，これまで「食べない」ことに悩んでいたことの反動から，家族は過食に寛容になりやすい傾向がある。

- 知的発達の未熟性も相まって，ソフトドリンクや菓子類の摂取過多から肥満になりやすい。

- 家族が児の食事を適切にコントロールできるように支援する必要がある。

18 起立性調節障害

病 態

- 起立性調節障害（orthostatic dysregulation；OD）は，起立に伴う循環動態の変化に対する代償的調節機構の破綻が原因とされる。

- 循環血流量，心拍出量，末梢血管調節能，脳循環調節能とそれを統合する自立神経機能が関与している。また心理的ストレスにも影響を受ける。

- 生物学的機能異常と心理社会因子がさまざまな程度に混ぜ合わさった幅広いスペクトラムからなる病態である。

- 思春期に起こりやすい疾患で，中学生の約 1 割との報告もある。

- 起立するたびにめまい，暗黒感，頭痛，動悸，強い倦怠感が出現，起立困難となり不登校の原因となりうる。

栄養学的な特徴

- 食欲不振から体重減少をきたすことが多いが，夕方にかけて体調が回復することが多いため，極端なやせに陥ることは少ない。急激な体重減少は神経性やせ症の合併を疑う。

- 一方で，昼夜逆転の食生活やストレスの代理摂食に加え，活動量も低く，肥満を呈するというケースもある。

- 人生の中で最も栄養需要が高く，質・量ともに良質な食事が必要な時期に，栄養密度の低い食生活を送ることで「栄養素不足の結果」として種々の身体愁訴を引き起こしている側面もあるため，体重が減少する前から軽微な身体愁訴がみられているケースも多い。

- OD児はもともとの食事摂取量や水分摂取量が少ない傾向にある。朝食欠食の1日2食パターンはハイリスク。安易なダイエットを契機に発症することもある。

- 夏休みなどの学校給食がない長期休みに，就寝と起床時間が遅く，朝昼兼用の1日2食パターンになり，子どもの好きなものだけで簡単に昼食を済ませていると新学期から身体愁訴を訴えやすくなる。

- 身体愁訴があるから食べられなくなったというよりは，何らかの栄養素不足の症状として種々の身体愁訴が出ているという視点が必要である。

- 学校給食摂取の有無や給食の摂取量は，必ずチェックする。本人は給食を「食べている」と話していても，実際には同年齢児の半分くらいしか食べていないこともある。

- 最近の学校では給食を残すことに寛容であるため，昔に比べ給食は残しやすい環境にある。

- 心理的エピソードが原因の身体愁訴と考えられがちだが，栄養素摂取不足による症状を，心理的負担による身体愁訴であると誤解されているケースもある。

栄養管理

- 循環血液量の改善を目的とした水分・塩分摂取量を確保する。

- **塩分摂取が少ないOD児と予測される場合**：食塩3 g/日追加で様子をみる（1日10 g程度は確保できるように補充する）。水分は1.5～2.0 L/日を目安とする。

- 朝食がトーストやおにぎりのみでたんぱく質含有食品が乏しい場合，牛

乳やヨーグルト，卵料理や大豆食品などのたんぱく質含有食品の摂取を勧める。

- 朝に食欲がない場合は，夕食時間が遅い（夕食と入眠まで 2 時間以内）か，就寝時間が遅く睡眠不足の影響も考えられる。

- 循環血液量の改善目的に食塩や水分摂取を促すことは，一見すれば有効な手段と考えられるが，実際には，食塩や水分不足だけが起こっているわけではない。

- エネルギーやたんぱく質，複数の微量栄養素も足りなくなっていることがほとんどである。

- 尿素窒素（UN）1 桁であればたんぱく質摂取不足を強く疑う。

- UN が 1 桁で，AST/ALT>1.5 または ALT1 桁の場合は，たんぱく質を含む食品の摂取不足とそれらに多く含まれるビタミン B 群もあわせて不足していることを疑う。

- UN が 2 桁で ALT が 1 桁であれば，ある程度たんぱく質は摂取しているが，糖質を含む間食（ソフトドリンク，チョコレート菓子，アイスなど）が多く相対的なビタミン B 群不足を疑う。

- 循環調節をはじめとする自律神経系の不調の根本的な原因には，栄養素摂取不足があることも認識する。栄養素不足の結果，さまざまな症状（身体愁訴）が出てしまい，子どもの本来の能力が発揮できていないという視点が重要である。

- OD の症状は，栄養素摂取不足による身体愁訴と重なる部分が多く，栄養状態の改善で症状が緩和することも多いが，必ずしも栄養不足だけが OD の原因ではないことは言うまでもない。

19 過敏性腸症候群

病態

- 過敏性腸症候群（irritable bowel syndrome；IBS）は，排便に関連する腹痛と便秘あるいは下痢などの便通異常が 2 カ月以上にわたり反復し，

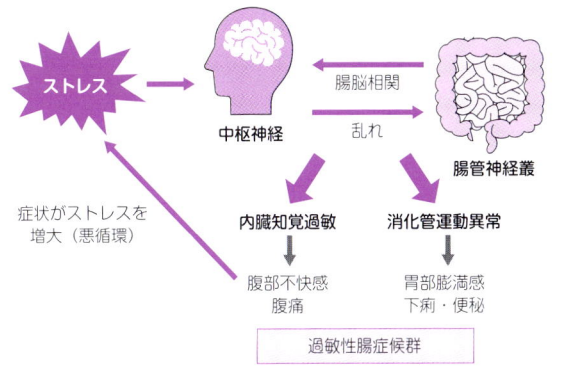

図6 IBS の病態

症状の原因となる器質的疾患が同定されない機能性消化管疾患である。

- 自律神経を介した脳と腸の関連（腸脳相関）の異常から，内臓知覚過敏と消化管運動障害をきたし，腹部不快感や腹痛，下痢・便秘をきたすと考えられている（図6）。

- 心理社会的ストレスは下垂体でのストレス関連ホルモンを産生させ，中枢神経を介して消化管運動異常を惹起する。その結果，便通異常や消化管の内臓知覚過敏を引き起こし，腹痛を感じやすくする。

栄養管理

- IBS の治療は生活指導，食事療法，薬物療法，社会心理的要因への対応が挙げられる。まずは「食う，寝る，遊ぶ」の生活リズムが整っているかをみること第一歩となる。

- 特異的な食事療法は確立していないが，不規則な食習慣の是正とともに高繊維食，低脂肪食，乳酸菌やビフィズス菌含有食品の摂取が勧められる。

- 患児にとって症状を悪化させる食品があればその食品を避ける。

- **便秘型 IBS**：不溶性食物繊維をなるべく避け，水溶性食物繊維とカフェインを含まない水分を摂る。

- **下痢型 IBS**：香辛料を多く含む食品や高脂肪食，炭酸飲料，牛乳の大量

摂取を避ける。

- 欧米では小麦や豆類，乳製品，甘味料などの発酵性の短鎖炭水化物 (fermentable, oligosaccharides, disaccharides, monosaccharides, polyols；FODMAP) を多く含む食品を避けることで，IBS の症状が軽減するとの報告があり，注目されている (p.138)。

20 摂食障害

病態

- 小児科外来で経験する摂食障害および摂食困難な状態の患者のうち約半数が神経性やせ症であり，半数近くが非定型の摂食障害である。

- DSM-Ⅳ診断基準で，非定型の摂食障害は特定不能の摂食障害 (eating disorder not otherwise specified；EDNOS) に分類されていたが，2000 年に Lask と Bryant-Waugh らによって Great Ormond Street Criteria (GOSC) が提案され，非定型の摂食障害が分類されやすくなった。

- この流れを受けて，DSM-5 でも回避・制限性食物摂取障害 (avoidant/restrictive food intake disorder：ARFID) が分類されるようになった (図 7)。注：DSM-5-TR では「回避・制限性食物摂取症」

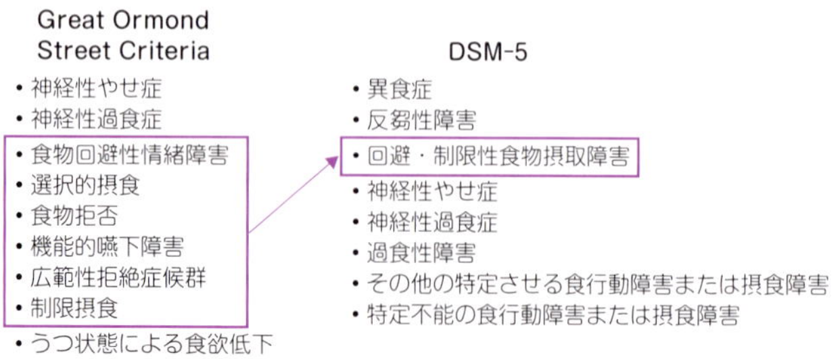

Great Ormond Street Criteria
- 神経性やせ症
- 神経性過食症
- 食物回避性情緒障害
- 選択的摂食
- 食物拒否
- 機能的嚥下障害
- 広範性拒絶症候群
- 制限摂食
- うつ状態による食欲低下

DSM-5
- 異食症
- 反芻性障害
- 回避・制限性食物摂取障害
- 神経性やせ症
- 神経性過食症
- 過食性障害
- その他の特定させる食行動障害または摂食障害
- 特定不能の食行動障害または摂食障害

図 7　精神障害の診断と統計マニュアル第 5 版 (DSM-5) と Great Ormond Street Criteria (GOSC) における摂食障害の分類

(徳原大介ほか，小児科 2017；58：1412 より)

表3 やせ願望のない摂食障害の代表的なパターン

パターン	内容
制限摂食	年齢相応より明らかに少ない摂取量 栄養組成に問題はなく、量が少ない 背景に発達障害が併存している場合がある
食物回避	特定の食物（嫌悪体験を思い出させる物）を回避する 不安，抑うつ，強迫などの精神的問題が背景にある場合と嚥下，窒息，嘔吐の恐怖が背景にある場合がある
食物拒否	場面依存的（会食恐怖）な食物拒否 特定の相手や状況下で生じやすい 背景に発達障害が併存している場合がある
選択的摂取	新奇食品を食べようとしない 狭い範囲の食物嗜好が年単位で持続 自閉症患者にみられることが多い

欠乏症発症
リスク高い

摂食障害の誘因となるストレス

- **家庭内ストレス**：親子間・きょうだい間葛藤，両親の離婚，家庭内暴力，虐待など
- **学校ストレス**：友人間トラブル，いじめ，受験，部活など
- **給食の強制**：教室での嘔吐
- **身体症状**：感染症に伴う嘔吐，窒息など

- ARFID は神経性やせ症と違い，やせ願望や体型に対する願望はない。食べることに関心がなかったり，何らかの感覚的な理由で食べることを避けたりすることで，食べ物を十分に摂取できず，体重減少や栄養不良をきたしている状態である（表3）。

- ARFID は不安障害，広汎性発達障害，学習障害の併存が高いことが報告されている。食べること以外にも不安が強く，不登校を合併していることもよく経験する。

栄養管理

- 食べられない食品の幅がどれくらいの頻度・量で食べられないのかで栄養不良のリスクは決まる。何がどれくらい制限されるのかを評価する。成長障害をきたすのか，欠乏症をきたすのか，の鑑別が重要となる。

- 選択的摂取以外の表現型は，複合的で栄養障害のリスクを一括で表現するのは難しい。

- 選択的摂取以外の摂食パターンは，摂取量は少ないものの，食べられる食品の幅は保たれていることが多い。また，体重増加に対する忌避は認めないため，児の安心する食べ物の組み合わせを工夫したり，一時的にビタミン剤や栄養剤を併用したりすることに対する受け入れも比較的よい。

- 選択的摂食は，摂取できる食品の幅が極端に狭く限られていることと，症状が長期に持続することから，ビタミンやミネラルの欠乏症を発症するリスクが高い。

- さらに，内服や経管栄養に拒否的であり，ビタミン・ミネラルの欠乏症の発症リスクがあっても，栄養補給方法に難渋することがある。

疾病教育

- ARFID は神経性やせ症に比べて病識があるので治療協力が得られやすい。軽症で改善する例も多い。

- いずれの病型でも，背景には子どもの不安や恐怖がある。食事以外の話題を増やし情緒の安定を図りながら支援する。

- 学校や家族の状況を見直し，適応しやすい環境調整を図る。

- 医療者の言動は保護者に過介入をさせてしまうことがあることに十分注意する。

栄養教育

- 低栄養が身体に与える影響の説明は主治医が行い，栄養に関する一般的教育は管理栄養士が担当するように分担すると，アドヒアランスが向上しやすい。

- 回復期は，飲み物や好きな食べ物などで，本人がとりやすい形・量から練習をはじめて，徐々に摂食量が増えるように支援する。

- 「嫌いなものをなくすより好きなものを増やしていく」という意識がポイント。

- 「子どもがわがままになる」「栄養バランスは大丈夫か」などと心配する家族には，全身状態が改善されると不安が軽減し，遊んだり食べたりすることに意欲が出て，結果的に改善が早いことを説明する。

- 本人には，体重が適正になれば健康に戻ることを理解できるように説明する。

21 小児集中治療の栄養管理

- 輸液管理で循環状態を安定させてから栄養管理を開始する。
- エネルギーの過剰投与に注意する。

> - **異化亢進**：身体発育が停止⇒成長のためにエネルギー量↓
> - **鎮静や人工呼吸器**：活動量，呼吸筋仕事量↓⇒エネルギー消費量↓
> - **エネルギー過剰投与**：内因性 CO_2 発生量↑⇒呼吸負担↑

- 可能な限り腸管を使用する。禁忌でない限り，PICU 入室後 24〜48 時間以内に経腸栄養を開始する（腸管粘膜維持）。

経腸禁忌

- ☑ 明らかな消化管虚血
- ☑ 活動性上部消化管出血
- ☑ ショック（不安定な循環動態）

栄養評価

- 体重，身長を測定（3 歳未満は頭囲も）する。入室前の栄養状態を把握し，初期栄養投与時の refeeding syndrome リスクを見分ける。
- 水分量やエネルギー量設定のための基準体重を決める。浮腫，脱水，肥満，るい痩などがあると現体重を基準にできない。
- ゴールとなる栄養法や栄養量を設定するため，普段の栄養法を確認する。特に医療的ケア児や代謝性疾患児は個別性が高く，普段の栄養量や栄養法が基準となる。
- 侵襲（代謝ストレス）を評価する。CRP 値は侵襲度に相関する。CRP 値ピークアウトまでは栄養は無理をしない。
- **CRP 2 mg/dL 未満≒蛋白同化状態**：full feeding 移行への目安。

栄養管理

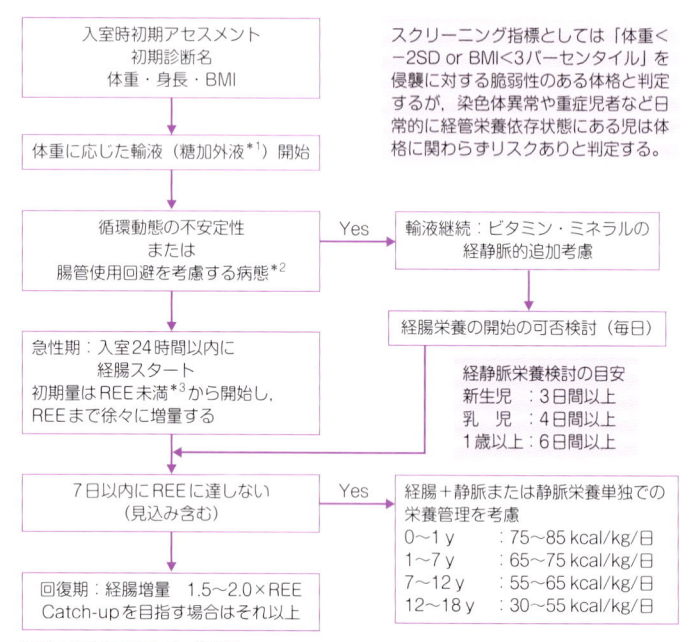

入室時初期アセスメント
初期診断名
体重・身長・BMI

↓

体重に応じた輸液（糖加外液*1）開始

↓

循環動態の不安定性
または
腸管使用回避を考慮する病態*2 → **Yes** → 輸液継続：ビタミン・ミネラルの経静脈的追加考慮

急性期：入室24時間以内に
経腸スタート
初期量はREE未満*3から開始し，
REEまで徐々に増量する

経腸栄養の開始の可否検討（毎日）

経静脈栄養検討の目安
新生児 ：3日間以上
乳児 ：4日間以上
1歳以上：6日間以上

7日以内にREEに達しない
（見込み含む） → **Yes** → 経腸＋静脈または静脈栄養単独での栄養管理を考慮
0～1 y ：75～85 kcal/kg/日
1～7 y ：65～75 kcal/kg/日
7～12 y ：55～65 kcal/kg/日
12～18 y：30～55 kcal/kg/日

回復期：経腸増量　1.5～2.0×REE
Catch-upを目指す場合はそれ以上

スクリーニング指標としては「体重＜－2SD or BMI＜3パーセンタイル」を侵襲に対する脆弱性のある体格と判定するが，染色体異常や重症児者など日常的に経管栄養依存状態にある児は体格に関わらずリスクありと判定する。

REE：安静時エネルギー消費量

- *1　頭部外傷は血糖正常化するまで生食
- *2　腸管使用回避を考慮する病態：腸管虚血・穿孔，血行動態不安定に起因する腸管症状の存在，腸管GVHD，短腸症候群，腹部コンパートメント症候群，難治性嘔吐症
- *3　REE参考値：0～3 y（55 kcal/kg）3～10 y（45 kcal/kg）10～18 y（35 kcal/kg）

- **水分投与量**：維持量（4-2-1 ルール or Holliday-Segar の式）を基準に病態により増減する。
  人工呼吸器管理：不感蒸泄↓⇒維持量の 80％程度
  心臓外科手術後：体液貯留⇒維持量の 30～50％（容量負荷や利尿剤補正）

- PICU 管理中は 2/3 量を維持輸液量の目安とする。水分量には鎮静鎮痛薬や循環作動薬，動脈路維持用の溶媒（生食・ブドウ糖液）も含める。

- 原則として細胞外液製剤を使用する（小児は SIADH を呈しやすい）。

栄養投与量

		急性期	安定期	回復期
経腸栄養	エネルギー	REE 未満から開始し，5 日以内に REE 充足を目指す REE の目安 0〜3 y：55 kcal/kg 3〜10 y：45 kcal/kg 10〜18 y：35 kcal/kg		REE×1.5〜2 キャッチアップを目指す場合はそれ以上
	たんぱく質	1〜2 g/kg/日	2〜3 g/kg/日	3〜4 g/kg/日
静脈栄養	エネルギー	REE 未満	REE×1.3〜1.5	0〜1 y： 　75〜85 kcal/kg/日 1〜7 y： 　65〜75 kcal/kg/日 7〜12 y： 　55〜65 kcal/kg/日 12〜18 y： 　30〜55 kcal/kg/日
	糖質 mg/kg/ min	新生児　　　 2.5〜5 28 d〜10 kg　2〜4 11〜30 kg　1.5〜2.5 31〜45 kg　1〜1.5 >45 kg　　0.5〜1	新生児　　　 5〜10 28 d〜10 kg　4〜6 11〜30 kg　2〜4 31〜45 kg　1.5〜3 >45 kg　　1〜2	新生児　　　 5〜10 28d〜10 kg　6〜10 11〜30 kg　3〜6 31〜45 kg　3〜4 >45 kg　　2〜3
	たんぱく質	0 g/kg/日	1〜2 g/kg/日	2〜3 g/kg/日
	脂質	0 g/kg/日	1〜1.5 g/kg/日	1.5〜3 g/kg/日

染色体異常，重症児者など成長曲線と解離がある体格の場合はこの限りではない

投与経路の選択

- 可能な限り経腸栄養を優先する。

- 栄養学的には口側近くから入れるほどよい（胃内投与が生理的）（表 4）。

表 4　投与ルートの比較

	胃内投与	十二指腸・空腸内投与
簡便性	○	×
チューブ再挿入	○	×
馴化	○	×
下痢	○	×
胃内停滞	×	○
嘔吐・誤嚥	×	○

- 胃不全麻痺，胃排泄異常，食道逆流がある場合に，十二指腸・空腸内投与を考慮する。空腸内投与には経腸栄養ポンプを使用する（胃から十二指腸への生理的流入速度 50～100 mL/hr を超えないように計画する）。

- 腸蠕動音の確認を経腸栄養開始の条件にしない。腸蠕動音≠腸管機能（消化吸収能）の指標。

- 血圧が安定し，輸液，輸血の大量投与が終了しており，カテコラミンの増量の必要性がなく，蘇生処置が終了している場合は，カテコラミン使用中でも経腸栄養は開始できる。

- 経腸栄養は腸管酸素消費量を増大させ，血圧低下，非閉塞性腸間膜虚血症をきたす恐れがある。以下の症状を認めた場合は経腸栄養を中止する。

腸管虚血を疑うサイン

> ☑ 経腸栄養開始後の血圧低下
> ☑ 腹部膨満
> ☑ 胃残増加
> ☑ 胃管逆流増加
> ☑ 腸蠕動音減少
> ☑ 乳酸アシドーシス

- 経腸栄養の禁忌がある場合は，速やかに静脈栄養法による栄養補給を開始する。

22 低出生体重児

- **低出生体重児（LBWI：出生体重 2,500 g 未満）**：早産児 and/or 子宮内発育不全児。

- 栄養管理の目的は子宮外発育不全（extra-uterine growth restriction；EUGR）を回避することである。

- EUGR 回避の栄養戦略は early aggressive nutrition（EAN：生後早期から積極的な経腸栄養および静脈栄養を行うこと）。

栄養評価

- 体重，身長，頭囲を経時的に測定する。在胎期間別出生時体格標準値の SD スコアを縦断的に評価。

- 早産児 (在胎 22〜36 週) の理想的体重増加量：15〜20 g/kg/日。

EAN 投与量の適否を判断する検査指標

- **エネルギーの過不足**：体重
- **糖質の過不足**：血糖値＜50 mg/dL
- **アミノ酸の過剰**：アンモニア 150 µg/dL 以上
- **アミノ酸の不足**：BUN 10 mg/dL 未満
- **脂質の過剰**：中性脂肪 180 mg/dL 以上
- **Ca・P の不足**：ALP＞800 IU/L かつ血清 P＜5.6 mg/dL＋尿細管リン再吸収率 (%TRP) 上昇。注：亜鉛不足があると ALP は上昇しにくい
- **静脈栄養中胆汁うっ滞**：肝機能↑，直接ビリルビン＞2.0 mg/dL

- 十分なエネルギー，たんぱく質投与にもかかわらず体重増加不良があれば，微量栄養素 (亜鉛，セレン) や脂溶性ビタミン，カルニチンの不足を疑い，追加検査を考慮する。

栄養管理

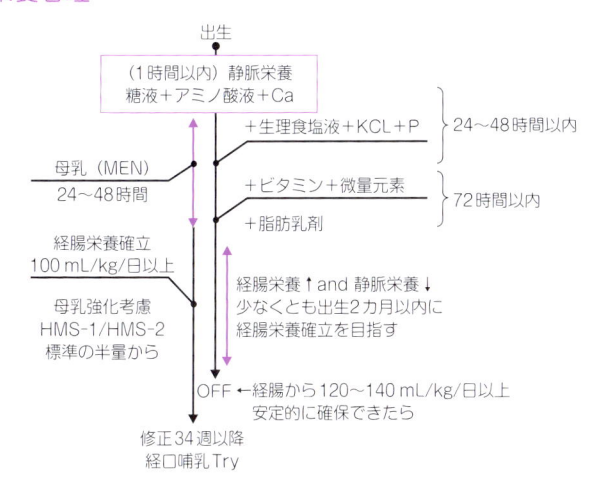

出生から経腸栄養が確立するまでの静脈栄養

- 出生直後の開始液は，20〜50%糖液にプレアミン® P，カルチコール® とし，48 時間以降を目安に電解質バランスをみながら生理食塩液，KCL，リン酸ナトリウムを追加する。

- 電解質バランスが安定する 72 時間ごろまでに，微量元素製剤 (ミネラミック®)，ビタミン製剤 (ビタジェクト®) を開始するとともに，感染や呼吸状態，黄疸の有無などを考慮しながら，脂肪乳剤 (20%イントラリポス®) も開始する。

- **WQ (water quantity)**：60〜70 mL/kg/日
- **アミノ酸**：開始 2.0〜2.5 g/kg/日，上限 4.0 g/kg/日
- **グルコース**：GIR 4〜5 mg/kg/分，上限 10〜12 mg/kg/分
- **カルシウム**：1 mEq/kg/日 (カルチコール®)
- **脂肪乳剤**：0.5 g/kg/日，上限 2.0 g/kg/日 (20%イントラリポス®)

出生早期 (48〜72 時間) からの少量経腸栄養 (minimal enteral nutrition；MEN)

- 呼吸循環が安定し，ステロイドを使用する病態や動脈管の症候化 (インドメタシンは消化管穿孔や消化管出血を悪化させる可能性がある) がないことや，胎便排泄が得られたことを確認したら，少量の経腸栄養 (10〜20 mL/kg/日) を開始する。

- 少量でも腸管を使用することで，消化管の廃用性萎縮，消化管運動の低下，胆汁うっ滞，壊死性腸炎発症の予防が期待される。

- MEN の第一選択は母乳であり，自身の母親からの母乳入手が困難な場合はドナーミルクを考慮する。

- 母乳による経腸栄養が確立 (100 mL〜120 mL/kg/日) したら，母乳強化粉末 (HMS-1，HMS-2) の併用を考慮する。

- 胆汁うっ滞や消化管術後の腸管蠕動運動低下時の強化母乳単独投与は，脂肪酸カルシウム糞石によるイレウスの原因となることがあるので注意する。

Chapter 3

「食べない・食べられない・食べすぎる」問題への
アプローチ

👑 食べない！ 食べられない！ 食べすぎる！

- 子どもの栄養管理で問題になるのは，この3つの悩みである。

- 乳児期だと，おっぱいを飲んでくれない，離乳食を食べてくれない……と悩み，幼児期になると好き嫌いやおやつの食べすぎに悩み，学童・思春期は欠食や過食，拒食に悩んだりする。

- 加えて，子どもに何らかの疾患やハンディキャップがあるとその悩みは増幅される。

- この子に病気（ハンディキャップ）があるから「食べない」のか？ それとも通常の発達過程で誰もが通る「食べない」という一過性の現象なのか？

- ママ友にも聞けず，自分の親に聞いてもよくわからない。必死にネット検索すると不安が増すばかり。健診ではそれらしい話は教えてくれるけど疾患（ハンディキャップ）があると「詳しくは主治医の先生に聞いてね」とお茶を濁される。悩み疲れたお母さん（お父さん）がすがる最後の砦が小児科。

- 疾患に関連する典型的な症状であれば「すっきり爽やかに」解決してあげることができて，お母さん（お父さん）の眉間のしわがたちまち和らぎ，面目躍如！ 一件落着。と言いたいところだが，そんなに甘くないのが小児科診療のリアルワールド。

- そんなとき，「医学的視点」に加えて「栄養学的視点」でも話をしてあげることができれば，おそらく診察室の空気はもっと軽くなる（はず）。

- Chapter3では，「栄養につまずきやすいタイミング」（乳児期・幼児期・学童期から思春期）に沿って，この3つの悩みへのアプローチについて解説する。

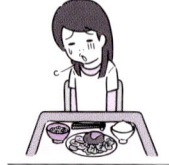

少食・偏食・拒食
成長障害をきたしやすい
家庭環境の影響も考慮

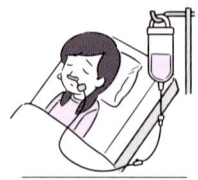

胃ろう・経管栄養
栄養組成や栄養量を
変えるタイミングに悩む

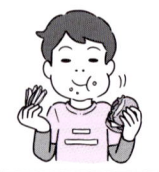

偏食・過食
肥満，糖尿病，脂質
異常症，メタボリック
シンドローム予備軍

1

乳児期の「飲まない」「食べない」問題

1 乳児期の栄養問題の特徴

- 乳児期は「食べすぎる（飲みすぎる）」ことで困るケースは少ない。

- むしろよく飲んでくれることは，親の安心にもつながり，困りごとにはなりにくい。

- 一方で母乳を「飲んでくれない」問題と，離乳食を「食べてくれない」問題は大きな悩みの種になっている。

- 順調に体重が増えていたとしても「母乳や離乳食は足りているのか？」と心配しながら過ごしているのがこの時期の子育てである。

乳児期初期の悩みごと

- **母乳の量が足りているかどうか**：母親はしばしば，自分の母乳が赤ちゃんにとって十分な量であるかどうかを心配している。

- **授乳の間隔とタイミング**：新生児は頻繁に授乳を必要とするため，母親は適切な授乳の間隔とタイミングについて悩みやすい。

- **授乳の方法**：正しい授乳の方法や赤ちゃんの含み方に不安がある。

- **母乳の質**：母乳の質や栄養価について心配する母親もいる。

- **体重増加**：赤ちゃんの体重増加が順調でない場合，母乳が足りていないのではないかと心配になる。

- この時期の「食べない」問題は器質的疾患によるもの（後述）もあるが，子どもの食べる機能の発達に見合わない「飲ませ方」や「食べさせ方」が

原因であることが多い。

- 離乳期の体重増加不良は離乳初期から緩徐に進行しているが，ミルク量を増やすことで対応し，－2SD を下回るようなあからさまな体重減少には至らず，健診でも「そのうち食べますよ」と励まされて様子をみているケースが多い。

- しかし，なめらかなペースト状の離乳食から粒の混じった不均一なペーストや押しつぶしを必要とする食材へと進めていくうちに，摂食機能の問題が顕在化してくる。

- 同時に，ミルクの増量だけでは成長需要には足りず，9 カ月健診や発熱等の小児科受診で体重増加不良を指摘されるパターンをよく経験する。

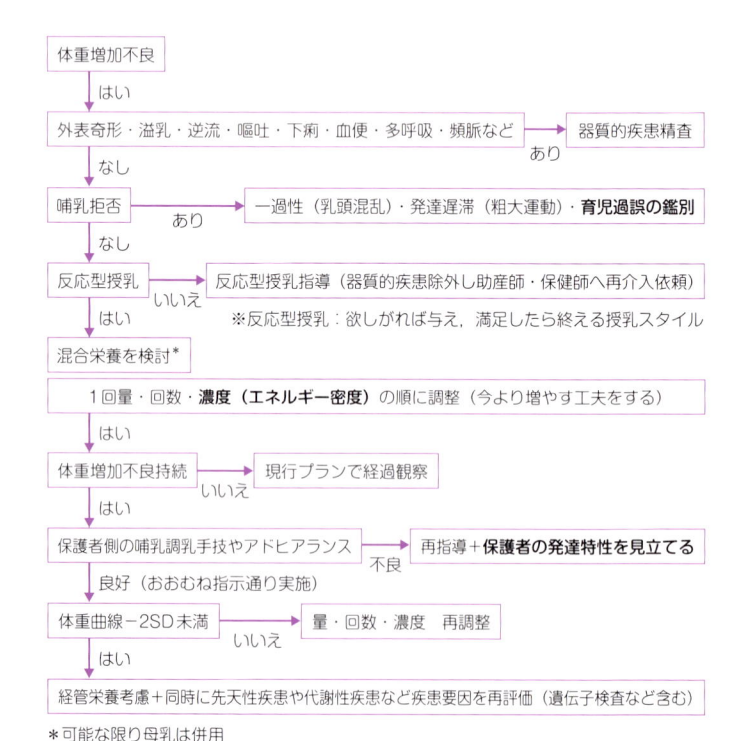

＊可能な限り母乳は併用

乳児期の栄養不良のアセスメント

2 母乳・ミルクを「飲まない」への対応

- まず焦らないことが肝要である。そして，変えられるところ（乳首・ミルク種類・温度など）を変えながら，飲まない原因を探る。
- 経管栄養は最終手段である。

評価・鑑別

飲めないケース

- **何らかの疾患（消化器・呼吸器・神経筋・アレルギー）があって飲めない**：溢乳，逆流，嘔吐，下痢，血便，鼻閉，多呼吸，頻脈，筋緊張低下など。
- **摂食嚥下機能の未熟性や障害があって飲めない。**
- **育児過誤や不適切な育児環境で飲めない**：飲ませてもらえない。

飲まないケース

- **摂食に関連する感覚処理機能に異常があって飲まない**：乳首を咥えない，吸わない。
- **特定の感覚に過敏や鈍麻がある**：哺乳をのけぞって嫌がる。
- **空腹感に鈍感で満腹感に敏感**：少量ずつしか飲まない。

介入・治療

飲めないケース

- **溢乳，逆流，嘔吐**：哺乳指導，増粘ミルク，内科的・外科的治療。
- **下痢，血便**：アレルギー用ミルク，小児用成分栄養剤。
- **摂食嚥下障害**：摂食訓練，経管栄養，胃ろう栄養。

飲まないケース

- **哺乳拒否**：乳首・ミルクの種類・温度の調整，経管栄養。
- **少しずつしか飲まない**：少量頻回授乳，高濃度ミルク（表1），MCT オイル添加（MCT オイル小さじ 1 杯：5 mL＝4.6 g＝40 kcal）。

表1　ミルクの栄養量

添付スプーン	5杯（標準）	6杯	7杯	8杯
100 mL 調乳液	67 kcal	80 kcal	94 kcal	107 kcal

3　母乳が不足していないかをみる

- 厚労省の調査では，母乳栄養児の母の約70%が授乳について困りごとがあると回答している。多くの養育者が哺乳の困難さや不安を抱えているといえる。

- なかでも，母乳が足りているかどうかは，日常的に聞かれる不安事である。

- 母乳の過不足は，体重増加が得られているかが唯一の評価指標である。

評価・鑑別

<table>
<tr><td>

体重の停滞 or 減少がある
体重 Z スコア＜−2SD
or/and
体重増加不良
0〜3 カ月＜30 g/日
3〜6 カ月＜20 g/日
6〜12 カ月＜10 g/日

</td><td>

母乳を飲めていない徴候がある
授乳時間＞20分/回
1.5〜2 時間以内に母乳をほしがる
※生後2カ月以降も2時間毎授乳
しているケースは要注意
（特に夜間頻回授乳）

</td></tr>
</table>

器質的疾患が原因の場合

- 先天性疾患（特に心疾患と代謝異常症）などエネルギー消費亢進病態や栄養基質の利用障害病態などがないかを除外する。

- 口唇口蓋裂など解剖学的に哺乳障害をきたす疾患や，胃食道逆流や下痢・嘔吐などは，症状から母乳不足を想起しやすい。

- 一方「飲んでいる」のに体重が増えない病態は，見過ごされやすいので注意する。

- 哺乳時の様子に異変（鼻閉，頻呼吸，頻脈，著明な発汗など）があれば，将来体重減少に転じる可能性がある。

発達の未熟性が原因の場合

- 早産や低出生体重児などは，母子手帳にある成長曲線からは外れているため養育者は不安を覚えやすい。

- しかし，体重増加率が成長曲線に沿って順調で，その子なりの成長がみられていれば「母乳は足りている」と判断できる。

- **ただし原疾患の特性は考慮する**：口腔機能の未熟性から哺乳量不足を呈している児もいる（早産児の摂食機能は修正月齢で評価する）。

介入・治療

- 器質的疾患がなければ，授乳状況に応じた対処法を提案し，体重増加が得られるか確認する。

哺乳不足になりやすい状況

- **授乳時間を母親側で決めている（制限している）**：片方5分ずつ，授乳間隔は4時間毎に決めている，など。

- **授乳回数が6回以下**：間隔が4時間以上。

- これらの状況が確認されたら，まずは子どもの要求に合わせて時間や回数を制限せずに飲ませてみること（反応型授乳）を提案する。

- 授乳回数や時間などを調整して，1，2週間経過しても有効な体重増加がみられない場合は，乳児用調製粉乳や搾乳した母乳を哺乳瓶で足すことを考える。

栄養の知っトク！

反応型授乳

　赤ちゃんが発する空腹感や満腹感の合図に応じて授乳すること。泣くこととミルクをほしがることは必ずしも一致しない。「泣く」こと以外にも複数の合図（手を口に持ってくる・手足をバタバタさせる・口をしきりに動かす・ミルクを吸うような音を立てる・呼吸が早くなるなど）がみられるときが授乳のタイミングである。

- 混合栄養に移行するときは，すでに行っている授乳回数はなるべく減らさない補充を計画する。

- 母乳の間隔が比較的開きやすい時間帯にミルクの授乳を計画し，それでも体重増加が緩慢であれば，ミルクの量を増やしていく。

- 介入開始から 2 カ月以上*経過しても有効な体重増加が得られない場合は，器質的疾患を再度精査するとともに，マルトリートメント（不適切な養育）も鑑別に挙げる。

*体重停滞が 3～4 カ月続くと SD 値が−1.0 程度低下するため，2 カ月以内に対処したい

- 先天性心疾患など疾患に起因する体重増加不良や哺乳不良がある場合は，高濃度ミルクや MCT オイルの添加を考慮する (p.44)。

哺乳瓶でうまく飲めない場合

空の哺乳瓶を咥えさせてみる

- 吸啜があれば，ニップルが嫌いなわけではない。

- ミルクの種類を変えてみる or 母乳を哺乳瓶で与えてみる。

- 拒否があれば過敏や無理に飲まされていた可能性を疑う。

ニップルのサイズを変えてみる (表2)

- 授乳の途中で力尽きて飲み切れていないケースは，ニップル不適合を疑う。

- 吸啜力に合っていないと吸いにくく疲労してしまう。

- 不適切なニップルでは次第に哺乳を嫌がる（無理に飲まされて嫌になる）。

表2 ニップルのサイズの目安

月齢	サイズ	哺乳時間の目安
0 カ月頃～	SS (丸穴)	50 mL/10 分
1 カ月頃～	S (丸穴)	100 mL/10 分
3 カ月頃～	M (Y 字スリーカット)	150 mL/10 分
6 カ月頃～	L (Y 字スリーカット)	200 mL/10 分
9 カ月以上	LL (Y 字スリーカット)	200 mL/5 分

※サイズ：ピジョン株式会社「母乳実感」の場合

哺乳瓶以外の哺乳方法に変えてみる

• カップ授乳やスプーン授乳を試みる（図1）。

• カップ授乳は与えた量の 30％以上をこぼすという報告があるので，あらかじめ多めに乳汁を用意する。

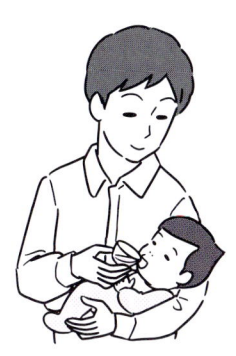

図1　カップ授乳

栄養の知っトク！

哺乳瓶授乳は飲ませすぎに注意

　母乳は1分間に 10 mL 程度の速さで飲むが，哺乳瓶だと3倍（30 mL/分）の速さで飲めてしまうので，混合栄養の場合，母乳の吸啜時間と比べて早く飲み終わってしまう。そうするとミルク不足ではないかと不安になることもある。

　しかも哺乳瓶はミルクの残量が見えるため，子どもの満腹合図ではなく，すべてを飲み干すことを促しやすい。子どもの満腹の合図に気づかず飲ませ続けると，その子の適量を超え「飲ませすぎ」になり，嘔吐することもある。

　また，泣くたびに授乳をしている場合も飲ませすぎになっていることがある。子どもは空腹以外の理由でも泣くのはわかっていても，ついつい授乳をして紛らわせることがある。しかし，空腹の合図以外で授乳をする習慣が身につくと，将来，満腹感に鈍感になったり，気を紛らわせる手段として「食べること」を選択したりするようになり，食べすぎ（感情に左右されて食べる）のリスクにつながることがある。

飲ませる人を変えてみる

- 母親の母乳のほうを飲みたがっている？

- 母親以外の人でミルクを与えてみる。

効果が得られないとき

- 少しは飲んでくれて緩やかな体重増加が得られている場合のもう一押しに，高濃度ミルクや MCT オイル添加を試みる。

- いろいろ試しても体重増加が得られない場合や，体重減少がみられる場合には，やむを得ず経管栄養の導入を考慮する。

4 　離乳食を「食べない」への対応

- 機能的に食べられるかどうかを判断したのちに，与える側の問題 (食形態，食具，タイミングのミスマッチ) を評価する。

- この時期にはじめて気づかれる「食べない」は，児の摂食機能発達に合わない食形態の離乳食を与えていることによる問題が多い。そのため，大抵は食形態の調整だけで「食べられる」ようになる。

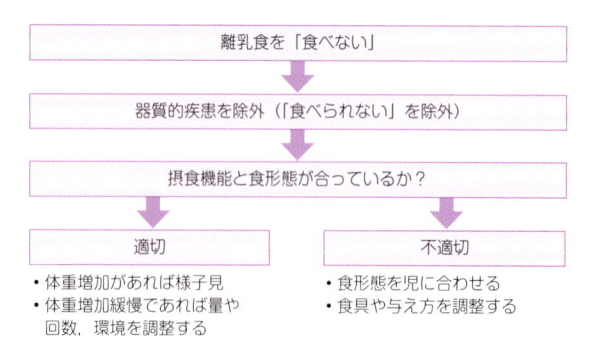

乳幼児期の「食べない」に対応するフローチャート

機能面の評価

- 児の月齢に応じて，以下の機能を評価する。

離乳初期（5～6カ月ごろ）：成熟嚥下（口唇を閉じて嚥下する）機能

☑ 探索反射や舌挺出反射が（顕著に）残っていない
☑ 座位安定（定頸し身体の反り返りや頸部が後屈することなく安定している）
☑ 下唇が内転する（上唇の形は変わらず，下唇が内側へ入る）

- 上記3つがあれば離乳初期食（粒のないペースト）は機能的に食べることができる。

離乳中期（7～8カ月ごろ）：すりつぶして飲み込む機能

☑ 上下唇がしっかり閉じて薄くみえる（上唇の動きが見える）
☑ 左右の口角が同時に伸縮する（口角の左右対称性がある）
　＝食物を舌と上あごで押しつぶしている（もぐもぐしている）

- 上記2つがあれば離乳中期食（舌の力を使って押しつぶせる硬さの固形食）は機能的に食べることができる。

離乳後期（9～11カ月ごろ）：顎の上下運動で咀嚼する機能

☑ 咀嚼側の口角が縮む（口角の非対称がある）
☑ 舌が左右に動く
☑ チューの口（上下唇を閉じて前に突き出す形）ができる

- 上記3つがあれば離乳後期食（歯ぐきですりつぶせる固さの固形食）は機能的に食べることができる。

- これらの機能面を評価したうえで，各期に応じた食形態や食具，タイミングになっているかを評価する。

- 授乳期から哺乳困難感を抱えていた児の「食べない」問題は，染色体異常や発達障害など何らかの背景が後に発見されるケースが多い。

- 離乳期は「食べない」問題がきっかけで，親の発達特性に課題があることが判明しやすい時期でもある。

「離乳食を食べてくれない」を親の側に立って考えてみる

- 離乳食を食べてくれない原因のひとつに児の摂食機能発達と食形態のミスマッチがあることは前述のとおりである。しかし，それだけで成長曲線が−2SD に至る体重減少はまれである。

- むしろ，親が創意工夫してそれなりに食べられるようになることのほうが圧倒的に多い。

- 軌道に乗るまでに時間を要するケースは，離乳食を与える保護者 (主にお母さん) 側に問題がないかを確認してみるとよい。

- はじめての育児や年齢が近い兄弟姉妹のお世話と，赤ちゃんのお世話が重なっている場合などは要注意である。

- そういった環境にある保護者から「離乳食を食べてくれない……」と相談をされたら次に紹介する HALT (ハルト) をチェックしてみる。

評価・鑑別：タスクオーバーがないか？

- Hungry (空腹感)，Angry (怒り)，Lonely (孤独感)，Tired (疲労) を感じていると，感情的になりやすくなったり，衝動的な反応をとりやすくなったりするため，授乳や離乳食が上手に進められなくなる。

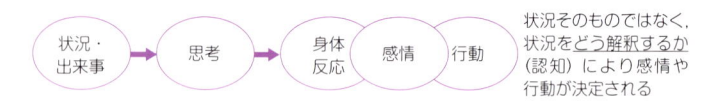

状況そのものではなく，状況をどう解釈するか (認知) により感情や行動が決定される

介入・治療：HALT は感情の誤解を生むことを知ってもらう

- ふだんの家事に加え，授乳と離乳食づくりで疲労がたまっていたり，自身の食事は後回しで離乳食を与えていたりすると，子どもの行動や自分の感情を誤解しやすくなることを説明する。

- HALT を感じたら，サポートを求め，落ちついてから離乳食を与えるようにアドバイスするだけでも離乳食が進むことがある。

- 離乳食をつくること自体に負担感がみられる場合には，市販離乳食の利用も有用であることを伝えておくとよい。

- 市販離乳食の利用を「育児の敗北」的に感じる保護者 (お母さん) も実際にいて，タスクを抱えすぎて疲れ切っているケースが多い。

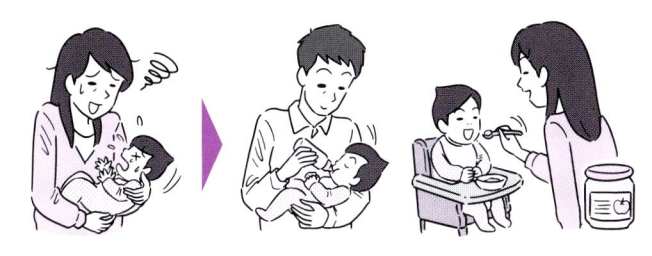

そのうち食べる子と食べない子の違いは？

- 離乳期の食べない理由は多岐にわたり，判然としないことが多い。
- 食べムラもあって，食べることに困難を抱えているのか，その子なりの成長なのかわかりづらいことがある。
- 食行動を獲得する時期に，無理に食べさせようとしてしまうと，食事場面が不快な場となってしまい，ますます食べなくなってしまう。
- 子どもの発達を理解したうえで，早期に適切な食支援につなげるために「待てる」状況なのかどうかを鑑別するためのポイントを次に紹介する。

栄養の知っトク！

乳幼児健診の重要性

　授乳や離乳食の支援は保健センター等の乳幼児健診でフォローアップされているが，コロナ禍では一時的に延期になった時期があった。その後の健診で，体重増加不良を指摘され小児科を受診するケースをいくつか経験した。そのほとんどが，発達と食形態のミスマッチであり，栄養相談で児の摂食機能に応じた食形態をお伝えするだけで，キャッチアップに転じてくれた。あらためて健診事業の重要性を実感する出来事であった。

- 食べることに困難を抱えそうな疑いがあれば，成長曲線を必ずフォローし，摂取不良による成長障害を予防する。

- 摂取不良が遷延すると，体重増加不良の 2, 3 カ月後に身長の停滞が現れる (低栄養の成長曲線パターン)。

- 体重曲線が傾き始めた 1, 2 カ月以内 (身長が傾く前に) に原因を突き止めることが鍵である (図 2)。

「離乳食を食べてくれない」を放置すると

- 離乳食を食べないからとミルクを年齢不相応に増やしたり，無理やり食べさせていたりすると，児の摂食機能の獲得が遅れたり，食事場面に嫌悪感情を抱いてしまったりして，結果的に離乳食を食べなくなる「負のスパイラル」に陥ることがある。

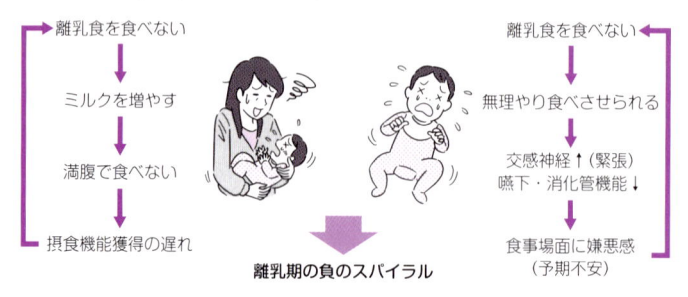

離乳食を食べない → ミルクを増やす → 満腹で食べない → 摂食機能獲得の遅れ

離乳食を食べない → 無理やり食べさせられる → 交感神経↑ (緊張) 嚥下・消化管機能↓ → 食事場面に嫌悪感 (予期不安)

離乳期の負のスパイラル

- 摂食機能獲得の遅れや摂食場面の嫌悪は，改善に時間を要するため，予防が重要である。

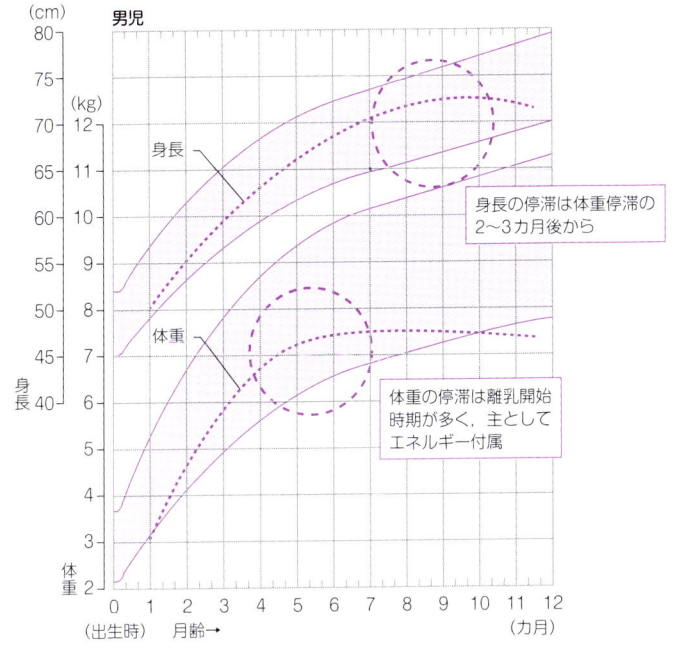

（cm）男児

身長

身長の停滞は体重停滞の
2〜3カ月後から

体重

体重の停滞は離乳開始
時期が多く，主として
エネルギー付属

0 1 2 3 4 5 6 7 8 9 10 11 12
（出生時）　月齢→　　　　　　　　　　（カ月）

図2　成長曲線から摂取不良を見抜く

- 摂食機能は学習によって発達するため，食形態が合わない離乳食を与え続けていると，誤学習により噛むか飲むかの判断がずれて，丸のみする習慣（誤学習）がついてしまうことがある。

- 急いだり，噛む力が不十分で細かくなっていないものを飲んでいたりすると，だんだん大きいものも「飲める」判断になってしまう。

- 噛む力が不十分なうちに硬いものを食べて丸のみする癖がつくと，噛める力がついても，硬いものを噛むほうに識別されにくく，丸のみ，早食いしてしまう。

- 丸のみや早食いの癖は，食べ物をのどに詰まらせやすく，詰まらせたことをきっかけに，固形物を食べられなくなったり，特定の食べ物を拒否する偏食になったりすることもある。

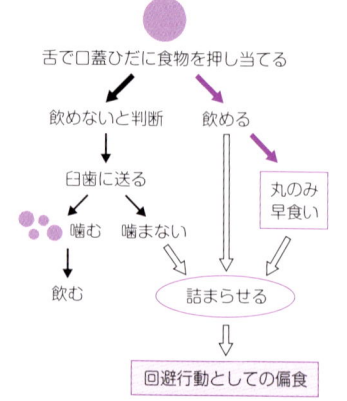
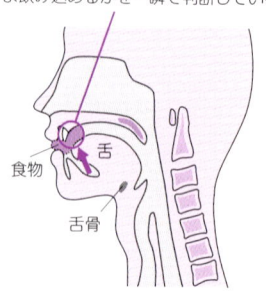

舌で口蓋ひだに食物を押し当てる

舌の先端で上顎の口蓋ひだ（前歯の裏側）に押し当てて，噛むべきかそのまま飲み込めるかを一瞬で判断している

飲めないと判断　飲める

臼歯に送る

噛む　噛まない

飲む

丸のみ早食い

詰まらせる

回避行動としての偏食

食物

舌

舌骨

離乳期の摂食評価と介入のポイント

- 離乳食は「首がすわって」「寝返りができて」「5 秒以上座れて」「スプーンを口に入れても押し出さず」「食べ物に興味を示す」時期にはじめる。

- 生後 5〜6 カ月頃に始めて 18〜24 カ月（1 歳半〜2 歳）ごろまでかけて離乳していく。

- 離乳食をはじめたばかりのときは，哺乳反射のせいで口に入れたスプーンや離乳食を舌で押し出してしまうが，1〜2 週間で慣れてくる。その時期を過ぎても「食べてくれない」場合は，次の①〜④をチェックしてみるとよい。

① 食べる機能の評価と介入

評価・鑑別：食べる場面の観察

- 口唇・口角・舌・顎の動きをチェックする。

- 食べる場面を観察することがもっとも重要である。入院であれば給食の場面を観察し，外来であれば赤ちゃんせんべいやぼーろを実際に食べてもらうとよい。

- 外表的に観察できる項目（口唇・口角・顎）を観察することで食形態の変更時期を推測することができる（表 3）。

表3　外見でみる食べる機能の評価

発達段階		哺乳期	離乳初期	離乳中期	離乳後期	離乳完了期
捕食	口唇	ほとんど動かない	下唇が内側に入る	口唇で食物をとりこめる		
処理	口角	ほとんど動かない		水平左右対称に動く	左右非対称に動く	
	舌	前後に動く		上下にも動く	左右にも動く	
	顎	ほとんど動かない	上下にぱくぱく動く	上下に動かしてつぶす	左右に動かしてつぶす	噛み砕く

食形態		経口摂取準備食	初期食	中期食	後期食	常食
調理形態	食形態		ドロドロ	舌でつぶせる硬さ	歯ぐきでつぶせる硬さ	歯で噛める硬さ
	ごはん	ミキサー食（味見程度）	ミキサーおかゆ	おかゆ	軟食	常食
	パン		パン粥	牛乳浸し	普通	
	おかず		ミキサー食	中期食	後期食	普通食
器具	食物	スプーン		スプーン	スプーン,はし	スプーン,フォーク,はし
	水分			コップ（一口のみ）	コップ（連続のみ）	コップ,ストロー

（神奈川県教育委員会. 食事の支援が必要な子どもに対する食事指導ガイドブックより）

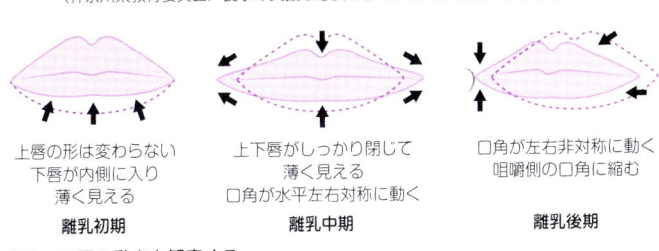

上唇の形は変わらない
下唇が内側に入り
薄く見える
離乳初期

上下唇がしっかり閉じて
薄く見える
口角が水平左右対称に動く
離乳中期

口角が左右非対称に動く
咀嚼側の口角に縮む
離乳後期

図3　口元の動きを観察する

・口元をよく観察していると，摂食場面でなくても口唇の内転や口角の非対称，顎の上下運動は確認できる（図3）。

介入・治療：食形態のフィッティング

- 摂食機能に応じた食形態へ修正する（一つ前ステップに戻す）。

- たとえばペースト状のニンジンは食べていたが，粒状のニンジンをおかゆに混ぜて与えたら粒のニンジンだけを吐き出した場合：ニンジンが硬すぎて舌と口蓋で押しつぶせなかったか，舌の運動が未熟だったことが考えられる。

- ニンジンなどの根菜は，大人の親指と中指で容易につぶせる固さまで煮る。またはゆで野菜に串を刺して引き抜いたときに，その野菜が串についてこない固さまで煮る。

- 舌の運動が未熟な場合は，口唇にジャムなどを付着させ，舐めとらせる練習をするとよい（図4）。

- 未熟性が残る早産児は修正月齢を目安にする。早産児でも出生月齢で離乳食を与えがちである。

- ダウン症のように運動発達が緩やかな児は，誤学習による異常習癖が定着しないように注意する。

- 月齢よりも摂食機能に注目し，食形態を調整するだけで食べてくれることが多い。

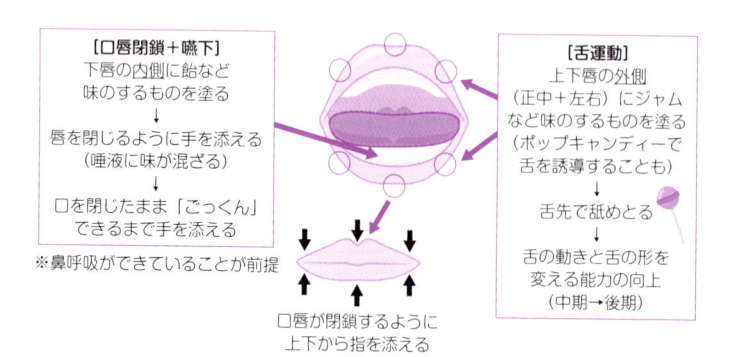

図4 **口唇・舌運動の練習方法**

② 食べる行動の評価と介入

評価・鑑別：食形態のミスマッチ

- 離乳期の偏食は味ではなく，食形態のミスマッチのほうが圧倒的に多い。
- 口腔内の処理（食塊形成）が上手にできず，前方にこぼす様子を「味が嫌いで吐き出した」と誤った評価をしてしまっていることが多い。
- 食行動として困るのはスプーンを極端に嫌がったり，口唇の周りを触られることを嫌がったりする口腔過敏である。

介入：脱感作

- 口腔過敏があれば脱感作をしてから食事を与える。食事時間外に過敏を緩めるマッサージを行う。

正中から離れたところから，だんだんと正中に近いところへと進める

- 手足などの末梢側から触り，子どもの表情をよく観察しながら，だんだん体幹・顔・頬と進めて口の周りを触っていく（唇，特に上唇は最も過敏が残りやすい部位）。
- **注**：過敏部位への直接的なマッサージや強すぎる刺激は，かえって過敏を悪化させる場合もあるので，過敏が強い場合は専門家に相談すること。
- 食事になると泣いたりのけぞったりして嫌がる場合は，何らかの発達の問題を疑うが，なかには鉄欠乏性貧血による易刺激性や不機嫌が影響していることもあるので，貧血のチェックを行ってみるとよい。
- 貧血の改善と共に，易怒性が緩和する事例をしばしば経験する。

③ 食べる環境の評価と介入

- 食具，食事場所，与え方の順にチェックする。

食具

- **スプーン幅**：口幅の 2/3，10 円玉より少し小さいサイズ。
- **ボウル部分の深さ**：初期は浅く平坦，後期にかけて深く，水分摂取ができるものへ。
- **材質**：プラ，木，金属，シリコン；児の受け入れやすい物を選ぶ。

93

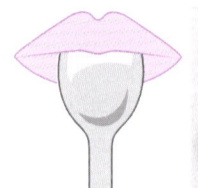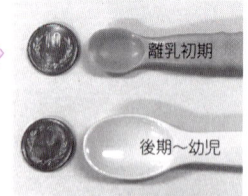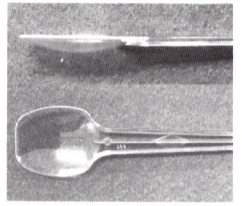

離乳初期はコンビニのスプーン
の薄さくらいが目安

- 食器やトレイを毎回同じもので準備するほうが食べやすい児もいる。

場 所

- 食事に集中できるように，テレビは消す，おもちゃは視界に入れない
  （遊ぶ場所と別の場所で食べる・おもちゃを布で隠す）。

- 年齢の近い兄弟姉妹の存在は，気が散りやすくなる場合（先に食べ終
  わって遊び出すなど）もあれば，一緒に食べることで児の摂食学習（真
  似る）が進むこともある。

与え方

- 市販の離乳食は食べてくれるけど，自宅でつくった離乳食を食べてくれ
  ない場合は，保護者の調理技術を確認する。

- 市販離乳食と同じ食形態にしているつもりでも，食材のサイズが大き
  かったり，硬かったりするケースが多い（結果的に摂食機能とのミス
  マッチが起こっている）。また味をつけすぎているケースもある。

与え方のチェックポイント

- **スプーンを目視させてから口に運んでいるか**：視界に突然入ってくる
  と口を閉じてしまう
- **スプーンへ離乳食を載せすぎていないか**：ボウル部の 1/3〜半分程度
  が適正
- **スプーンを上唇や上顎にこすりつけながら引き抜いていないか**：上唇
  が下りてくるのを待って水平に引き抜くのが適正

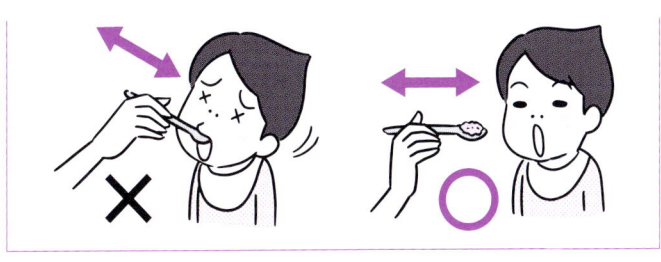

- 口に運ぶ前に「ニンジンですよ〜」と見せながら声かけをするが，食べているとき（特に咀嚼時）には声かけをしすぎない。口腔内の感覚に集中しているのを妨げてしまうためである。

- 「モグモグしてね」「おいしいね」と何となく声をかけるのではなく，子どもが視線を向けた離乳食をとって見せて「これ食べる？」のように，子ども側の合図に呼応した声かけが有効である。

- 10 カ月頃になると多少の好き嫌いもみられるが，栄養学的にはほとんど問題ないため，過度に好き嫌いをなくそうとし過ぎない。

- 「嫌い」をなくそうとすると食事が強制的で不快なものになるので，余計に食べてくれなくなる。

- 「嫌いを克服」するのではなく「好きなものを増やす」という発想が必要。

- 上手に食べるためには，①座り続けながら，②食具を操作し，③食べ物，食具をよく見て，④食べ方を考えることが求められる。

- この 4 段階すべてを身につけることではじめて上手に食べることができるため，姿勢保持や足底の接地も観察する。

- 食具がうまく使えなかったり，食事に集中できなかったりするという悩みを聞いたら，足を床につけているか尋ねてみるとよい。足を床につけて，姿勢が安定するだけで，格段に食べ始めることをしばしば経験する（図 5）。

- 足を床につけたがらない場合には足底の触覚過敏を疑う。

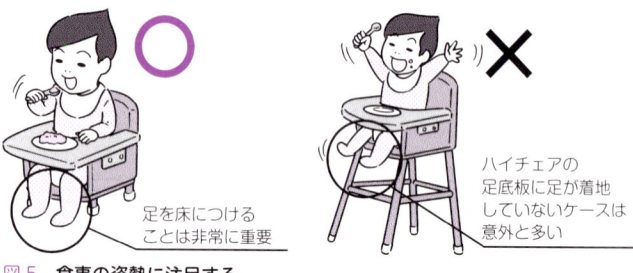

足を床につける
ことは非常に重要

ハイチェアの
足底板に足が着地
していないケースは
意外と多い

図 5　食事の姿勢に注目する

④ 食べる量 (摂取量と活動量の釣り合い) の評価と介入

- 摂取量と活動量のバランスは，体重変動で把握する。

- 体重増加不良の児で，食べる量が以下であれば離乳食不足を疑う。

> - **離乳食の主食量**：身長 (cm) をそのまま重量 (g) に当てはめた値 (身長 65 cm：全粥ベースのつぶし粥 65 g) 以下
> - **離乳食全体重量**：身長 (cm) ×2 (g) 以下 (65 cm×2＝130 g 以下)

- 7〜8 カ月頃の身長は 70 cm 台である。この時期の市販の離乳食は 1 包装単位あたり 70 g〜80 g が相場になっている。

- 「お粥と市販離乳食 1 品くらいしか食べない」子は離乳食不足気味である。

- 体重が増えている場合は哺乳で補えていると考えられるが，少しずつ離乳食を増やしていくには，70〜80 mL ずつミルクを減らしながら，おかずを 1 品増やすとよい。

- 離乳期は食事の重量をはかっている保護者も多いので，離乳食全体の重量を身長を目安に増やしていくように説明すると，成長に沿って食事を増量していくことが理解されやすい。

- 身長 (65 cm) と同じ値のお粥 (65 g) とおかず (65 g) 以上を食べていて，ミルクも飲んでいればひとまずオッケーと説明し，成長とともに適宜増量してもらうようにする。

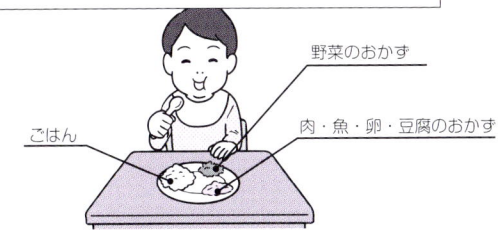

ごはん：肉魚卵豆腐のおかず：野菜のおかず＝2：1：1

野菜のおかず

ごはん

肉・魚・卵・豆腐のおかず

- 母乳を併用している場合は，離乳食後に児が満足するだけ与えればよい。

- 人工乳の場合も児が満足するだけ与えればよいが，どれくらいつくるかの目安は主食の重量と同じくらいとする。全粥 80 g とおかず 80 g 程度を食べた後の人工乳は 80 mL を目安につくってみて様子をみる。

- この目安以上にほしがるようになれば，ミルクではなく離乳食の増量を考える。

栄養の知っトク！

悩 (78) んだ (7，8 カ月) 末の，急 (9) 成長 (9，10 カ月)

　離乳中期（7，8 月頃）は舌でつぶせる硬さの食べ物をモグモグするところから，歯ぐき（歯槽堤）でカミカミできるようになる時期（9 カ月頃：離乳後期）だが，発達の進み方には個人差がある。そのため，この時期は離乳食の進め方に悩みやすい時期である。モグモグ口を動かすようになってくると，少し硬めの食材もチャレンジしてみるが，うまく処理できず吐き出してしまうことがある。これまで機嫌よく食べていた子どもが「食べなくなった」と相談される時期が，ちょうどこの離乳中期ごろである。

　子どもの発達に問題がなければ，試行錯誤を繰り返しているうちにちゃんと食べ方をマスターし，9，10 カ月頃には「急に食べだす」ようになるので心配はいらない。外来では「7，8 カ月は"悩 (78) み"ながら食べ方を学習している時期で，9 カ月頃になると"急 (9) に"食べだしますよ」と話している。

2

幼児期の
「食べてくれない」問題

1 幼児期の栄養問題の特徴

- 親は「食べすぎ」よりも「足りていない」ことをはるかに心配する傾向にある。

- この時期の親の「食べてくれない」困りごとは，栄養学的には問題のないケースも多い。

- 咀嚼機能に見合わない食事が原因で「食べてくれない」ケースでは，咀嚼をあまり必要としないがエネルギー密度の高い食品（ハンバーグやスナック菓子，ゼリーなど）を与えやすく，エネルギーは摂りすぎていることもあるので注意が必要である。

- 幼児期の食の困りごとは，哺乳期や離乳期初期から始まっていたことなのか，幼児食へ移行する時期（離乳完了期）からなのかによって対処法が異なる。

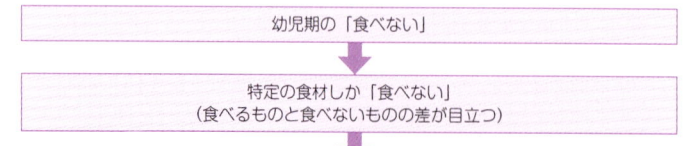

幼児期の「食べない」

特定の食材しか「食べない」 （食べるものと食べないものの差が目立つ）

嘔吐や窒息，誤嚥による嫌悪体験がある

ある	ない
・一過性で，嫌悪食材も限定的なことが多い ・持続的で，食事自体が食べられなくなる場合は，ARFIDを疑う	・食形態が児の摂食機能に合っていない ・外見上は咀嚼しているようでも奥歯の萌出がないと十分には噛めないため大人と同じようには食べられない

- 哺乳期や離乳初期から困りごとが続いている場合は，何らかの疾患や発達の遅れが背景にあることが多い。

- 次の徴候がある場合は，専門機関での評価・介入を検討する。

> - 10 カ月までに離乳食がはじめられない (食べられない)
> - 12 カ月までに固形食を食べられない
> - 1 歳 6 カ月までにコップ飲みへ移行できない
> - 食事になると泣いたりのけぞったりして嫌がる

※早産児は修正月齢で評価する

- 上記の特徴は，子ども側に何らかの要因が隠れていることを示すが，な

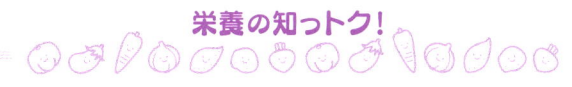

栄養の知っトク！

偏食は本能か？

　偏食は 2～3 歳ごろにかけてみられるようになる。はじめての食材を怖がったり（新奇性恐怖），拒んだりして食べられる食材が限られると栄養が偏るのではないかと親は不安になる。実はこの時期の偏食は未知の (≒危険かもしれない) 食材を食べないために備わっている本能だと考えられている。

　幼児は歩くことができるようになると活動範囲が広がり，未知のものに遭遇する機会が増える。その際，安全かどうかを見分けてから口にするようにして，危険から身を守っているのである。

　では，本能的な反応だとしても，好き嫌いの程度は個人差が大きいのはなぜか？ 1 歳を過ぎてから離乳食を始めた児は未知の食材を受け入れにくいという報告がある。つまり幼児期の偏食は，離乳期に食べた食材の多様性が影響しているのである。赤ちゃんが未知の食材を受け入れやすい時期 (4～7 カ月ごろ) にさまざまな味の食べ物を与えておくことが後の偏食の程度を左右している。

　幼児期の偏食をみた場合には，離乳食の開始時期 (6 カ月以降かどうか) やその内容を把握するとよい。先天性疾患で離乳期に手術侵襲があり，本来は多様な味覚を経験する時期に，やむを得ず離乳食が始められていなかった児などは，摂食機能の遅れだけでなく，偏食の問題がみられやすい。周術期であっても可能な限り多様な味の食材を口に含ませること (味覚刺激食) は，将来の「食べる機能」を育む重要な治療介入であるといえる。

かには「粒のあるものは食べてくれないから」という理由だけでペースト状の離乳食を12カ月ごろまで与え続けているなど，不適切な養育ともとれる要因で離乳食が「食べられなく」なっていることもある。

- 不適切な養育環境が疑われる場合は，保健師の訪問や入院を計画し，離乳食の摂取状況を直接観察することも必要になる。

2 幼児期の「食べない」を鑑別する手順

器質的疾患の除外

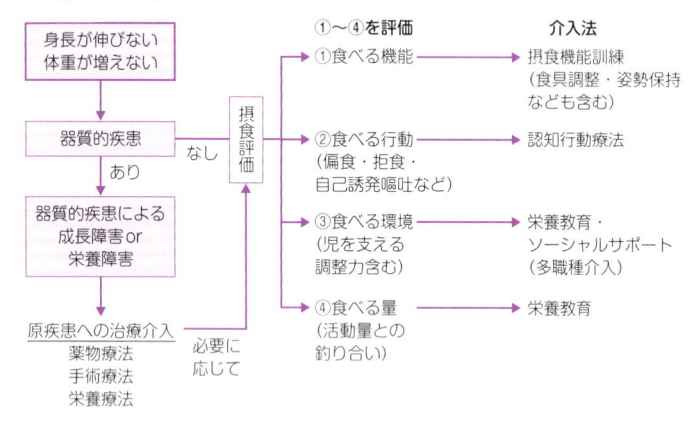

- 幼児期以前からの問題か，幼児期になって身長や体重の増加が緩慢であれば，器質的疾患と栄養不良の両方を疑う。

- 器質的疾患に起因する成長障害，栄養障害があれば原疾患への治療介入が優先される。

- **消化器系**：胃食道逆流症（GERD），慢性便秘，好酸球性胃腸症，炎症性腸疾患など
- **呼吸器系**：喘息，慢性肺疾患など
- **神経筋疾患**：嚥下に影響するような先天性・後天性疾患，奇形症候群など
- **その他**：食物アレルギー，慢性腎臓病，先天性心疾患，小児がんなど

- 疾患に起因する栄養障害には疾患の病態に応じた栄養療法（除去食，制限食，経管栄養，静脈栄養など）が必要となる。

摂食状況の評価

- 器質的疾患がない場合や，疾患の影響が考えにくい成長障害を診たときは，摂食状況の評価を行う。

- 器質的疾患や先天性疾患が除外された成長障害のほとんどは，栄養摂取不足に起因すると考えても過言ではない。

- 栄養不良に起因する成長障害を疑った場合，摂取量や活動量の評価に目が行きがちだが，実際には摂食に関係する「①機能・②行動・③環境」の３つを評価することが優先される。食べない原因は「聞こうか（機・行・環）」と覚えるよい。

- 食べる環境の評価には，食事環境を整える家族の力（児を支える力）や社会経済的課題への評価・介入も含まれる。

- また，児の食事環境を整える家族に対して，心理的および行動療法的介入（関わり）が必要なケースもあることを念頭に評価をする。

- 高齢者は介護保険制度などの仕組みが家族の支える力を補完するが，子どもではその仕組みが乏しく，家族の力が栄養状態に与える影響は大きい。

- 児の食べる機能，食べる行動，食べる環境の結果として「④摂取量や活動量」が変化するため，摂取量や活動量の評価は①〜③の結果と照らし合わせて解釈することが重要である。

- 摂取量や活動量の評価自体は，体重変動をみるだけで十分である。成長障害をきたしている時点で，摂取量が少ないもしくは活動量が多いことは明白である。

- むしろなぜ成長に見合わない摂取量や活動量になっているのか？ という原因を見極めることのほうに注目する（図1）。

- また，①〜④に問題が認められない場合は，器質的疾患要因の精査に立ち戻ることも必要である。

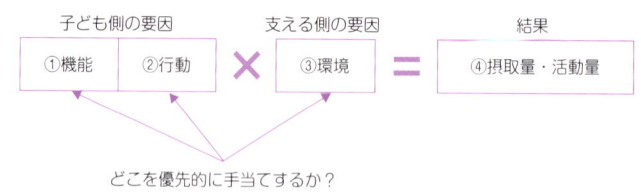

図 1 機能・行動・環境（聞こうか）と摂取量の関係

3 摂食機能・行動の評価

まだ食べられない食べ物を与えていないか？

- 1～2歳は離乳期の延長であり，舌と上あごで「つぶす」動きから，歯ぐきで「噛む」動きへ移行する時期であり，歯の萌出の有無が食べ方に大きく関係している。

- 奥歯が生えていなくても口をモグモグ動かし外見上は噛めているように見えるため，食形態を見誤りやすい時期である。

- 幼児期の「食べられない」つまずきは，奥歯の萌出と食材が合っていないことが多い。

- 第一乳臼歯の萌出は1歳半から2歳前半であり個人差があるため，食べられる食材にも個人差が出てくる。

- 保育園や幼稚園に通い始める時期でもあり，給食を食べるのが遅かったり，食べ残しがあったりすると，成長曲線は順調でも不安になりやすい。

- 食べないことに対する不安から，よく食べてくれるもの（口腔内で処理しやすいもの）の頻度が多くなりやすいが，奥歯の萌出や摂食機能の未熟さから「食べにくい」場合の対応としては，偏食や丸のみを助長しかねないので注意が必要である。

- 口腔内で処理しやすい食べ物は概してエネルギー密度が高く，体重過多を招きやすい特徴がある。

表1　1〜2歳児の食べにくい（処理しにくい）食品例

食品の特徴	主な食品	調理の留意点
弾力性の強いもの	かまぼこ，こんにゃく，いか，たこ	この時期は与えない
皮が口に残るもの	豆，トマト	皮をむく
口中でまとまりにくいもの	ひき肉，ブロッコリー	とろみをつける
ペラペラしたもの	わかめ，レタス	加熱して刻む
唾液を吸うもの	パン，ゆで卵，さつまいも	水分を加える
誤嚥しやすいもの	餅，こんにゃくゼリー	この時期には与えない
噛みつぶせないで，口にいつまでも残るもの	薄切り（スライス）肉　しゃぶしゃぶ用の肉は食べやすい	たたいたり切ったりする

(堤ちはる. 乳幼児栄養の基本と栄養指導. 小児科臨床 2009；62：2571-83 より)

- 離乳食を卒業後も，子どもの摂食機能はまだまだ未熟であり不適切な食形態の食事は窒息事故にもつながるため，引き続き注意が必要である。

- 以下の点を評価，鑑別する。

☑ 奥歯が萌出しているか
☑ 下顎が上下に動いて噛み潰せているか：赤ちゃんせんべいや幼児用ビスケットを与えて観察するとよい
☑ 1〜2歳児にとって食べにくい食材を与えてないか？（表1）

噛んで食べることはできるか？

- **口がいつも開いていて口呼吸になっている**：咀嚼に関連する筋力が弱い。

- **口の周りや口の中に過敏がある**：食べられる食材の種類が限られる。

- **筋肉が緊張しやすい**：スムーズな口の開閉や舌の細かな動きができない。

- **他の人の口の動きを見る機会が少ない**：見て学習する機会が少ない。

評価

- 口腔機能は口唇の閉鎖⇒前歯の萌出⇒舌の左右運動の順に評価する。

- ☑ 摂食や嚥下のときに唇が開いている ｝ 口唇閉鎖が不十分・
- ☑ 食べているときに舌が出てくる ｝ 鼻呼吸がうまくできない
- ☑ 前歯が生えそろっていない⇒前歯でかじり取る食材はまだ食べられない
- ☑ 豆腐を丸のみする⇒舌と上あごでの押しつぶしができていない
- ☑ 舌が左右に動いていない⇒舌の動きが未熟で歯ぐきや奥歯の上に食塊を運べない

- 摂食環境は，自宅と集団生活（就園）の有無を確認する。

- ☑ 未就園で他児と食べる機会がない ｝ 食べ方を見て
- ☑ 両親とは別の時間に食べており共食する機会が少ない ｝ 学習する機会が少ない

発達のでこぼこが「食べること」に影響していないか？

- 発達にでこぼこがある子どもの困りごとは，生活全般にわたるが，なかでも食べることに関する困りごとが出はじめるが幼児期である。

- 1歳前後で上下の前歯8本が生えそろい，奥歯の上下がしっかり噛み合うのが1歳半ごろ，乳歯が20本生えそろうのが3歳ごろと，口腔内の解剖は自然に変化していく。しかし発達にでこぼこがあると自身の感覚処理の適応が追いつかず，偏食をきたしやすい。

- 摂食機能と食材のミスマッチがあっても，定型発達児の場合はしばらくすると順応するが，発達にでこぼこがある，またはその素因がある児の場合は，食べられない現象が遷延する。

- うまく食べられず，体重減少と体調不良での小児科受診をきっかけに，発達の問題が判明することもある。

- 発達にでこぼこがあると感覚面に偏りや未熟性があり，匂いや色，味覚や食感に対して定型発達児では感じないような強い刺激を感じ，その結果として「極端な偏食」となりやすい。

- 一方で，明らかに発達のでこぼこがあると発達の素因による偏食と済ませてしまい，実は別の器質的疾患が影響している場合もあるため注意を要する。

4 幼児期の「食べない」への対応

- 食べる機能の未熟性だけであれば、食形態を調整しながら奥歯の萌出や咀嚼機能の発達を待てばよい。

咀嚼機能への介入

口唇閉鎖をサポート

- 食べるときに指で下唇を上方へ閉めるサポートをする。

- 食事時間以外で、口唇を閉鎖させ鼻呼吸の練習をする。

口の動きを育む遊び

- **口をとがらせて、いろいろなものを吹く遊びをする**：巻き笛、シャボン玉、ティッシュを吹く、ローソクを吹くなど。

- **子どもの声真似・顔真似**：大人が子どもの発声を（やや大げさに）真似して聞かせると、子どもは面白がって声をたくさん出すようになる。

舌の動きの練習 (p.92「図4 口唇・舌運動の練習方法」参照)

- 口唇の上にジャムやウエハースのかけらなどを付着させ、舌で舐め取らせる（手で取らないように指示が入る年齢から使える）。

- 棒付きキャンディーを使って舌尖が左右に動くように誘導する。

前歯でかじりとる練習

- バナナや柔らかく煮たニンジンをスティック状（1 cm 角×長さ 10 cm 弱）にカットして前歯でかじり取らせる。

- 噛み取ろうとしない場合は、下あごを押し上げる手伝いをして噛み取る感覚を体験させる。口から出す場合は、まだ固すぎるため、やわらかく調理するか食材を変える。

奥歯ですりつぶす練習

- 親指と中指で容易につぶせる固さに煮た食材（1 cm 各）を犬歯より奥の歯に乗せ、噛ませる（かっぱえびせんやカールなど口の中で溶けるス

ナック菓子でも可)。

- 噛む動きが出てきたら，魚肉ソーセージやフライドポテトなど噛み切るのに複数回の咀嚼を要する食材を試す。

食材を噛みやすくする調理の工夫

- 繊維を断つ切り方や隠し包丁などを施す。

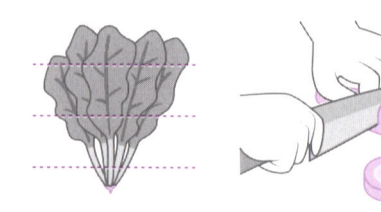

食べ方の学習

- 保育園や幼稚園に通園する前であれば，自宅で親が向かいに座り，大げさにモグモグするしぐさで食べる場面を見せる (教える) 機会を増やすとよい。

- お母さんが介助をしている場合は，正面にお父さんに座って食べてもらうように勧めている。食べ方の先生になったつもりで，やや大げさに口を開けたりモグモグしたりするようにお願いしている。

食形態の調整

サプリメントの併用

- 自閉スペクトラム症などのこだわりに起因する極端な偏食 (フライドポテトと白米しか食べないなど) は栄養素欠乏症を招く危険性がある。そのため，医薬品やサプリメントの併用で栄養素欠乏の対策をしたうえで偏食の改善に取り組んでいくことが大切である。

- 米飯しか摂取できないケースは炊飯添加型のサプリメントを併用する，おやつとしてグミやタブレット菓子型のサプリメントを取り入れるなど，児の状況に合わせて対応する。

同じものを出す

- 警戒心が強く新しい食材に手を出さない場合は，あまり頻繁にあれこれといろいろなものを出すことはせず，子どもが慣れるまで繰り返し同じものを出してみる。

複数のものを出さない

- 子どもが好きなものを見つけることを期待して，あまりにも多くの種類の食べ物を提供してしまうと，選択肢がありすぎてかえって食事自体を拒否することになることがある。

2-1-1 法

- 児の食べられる食材の幅を広げるために筆者は「2-1-1 法」を用いて介入することがある

- 「2-1-1 法」とは 2 品は「確実に食べられるもの」，1 品は「食べたことがあるもの」，1 品は「食べたことがないもの」を提供する方法である（図 2）。

- 確実に食べられるものはふだんから多く摂り過ぎる傾向があるため，上限量を決め，食べ終わったら空っぽが分かるようにし，食べ終わってもおかわりは与えない。

- 食べられるものを好きなだけ食べていると満腹になり，新しい食材は増えていかないためである。

- 食べたことがあるもの，食べたことがないものは，食べずに遊んでいるように見えても片づけたり怒ったりしない。

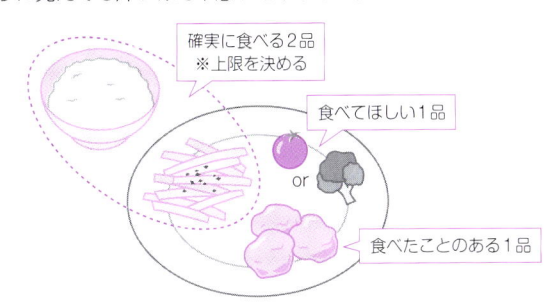

確実に食べる2品
※上限を決める

食べてほしい1品

or

食べたことのある1品

図2　2-1-1 法

- 食べることは「座る→食べる」の 2 段階だけではなく「見た目→様子見→匂い→感触→味→食べる」と多くの段階が必要となるため，保護者から見ると遊んでいるように見える行動も，児にとっては食べたことがないものに慣れていく段階のひとつであることがある。

- 触ったもの，口に入れたものは，食材の名前を伝えてほめるなど，食材に慣れ親しめるようにする。

- 食べたことがないものにチャレンジするために，食材に少しずつ変化を付けていく「フードチェイニング」という方法もある

フードチェイニング

Ａ社のチキンナゲットが食べられる場合，Ｂ社のチキンナゲット，手作りのチキンナゲット，からあげ，ハンバーグという順に，確実に食べられているものと似ているものから試していく。

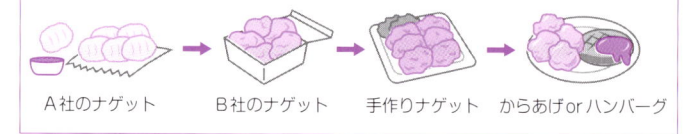

| Ａ社のナゲット | Ｂ社のナゲット | 手作りナゲット | からあげor ハンバーグ |

好きな食べ物のパターンを見つけるポイント

- **食感，味，温度，色などに着目する**：特定の香りや色を避ける傾向にある。

- 新しい食べ物を試すときは，すでに食べている食べ物に似ている食べ物から試す。

- 発達障害児はカリカリ，サクサクなど乾いた食感を好むことから，口腔感覚や食べ方の特性に合わせた口腔感覚対応食＊も有用である。

＊口腔感覚対応食については『発達障害児の偏食改善マニュアル』［中央法規出版］を参照してほしい

- たとえば，薄く切って揚げた肉が食べられるようになれば，表面が固くなるまで焼いた肉，通常どおり焼いた肉，ゆでた肉，という順にまずは受け入れやすいカリカリの食感の食品で試し，徐々にやわらかい食感の食品に変えていく。

- 言語発達遅滞がある児は，見た目で判断する傾向が強いため，炊き込みご飯，クリームシチュー，サラダなど複数の食材が混ざっている料理

は，それぞれの食材を別々に分けて盛り付けると食べてくれやすい。

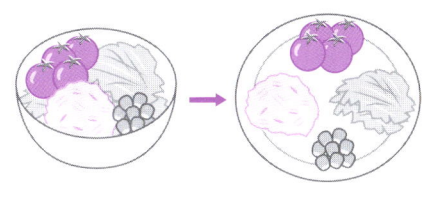

- 窒息や嘔吐など食事に関するトラウマ的な経験の後に食事が食べられなくなる場合は，フェイススケールを使い，本人の抵抗感が低い食材から試す。

嘔吐がきっかけで固形物が食べられなくなったケース
- 食品の写真を用いて大丈夫な食べ物と不安な食べ物を見える化する
- 5点付近の食品から試すことを提案
- 「触るだけ・口に入れるだけ・吐き出すこと」もオッケーだと事前に約束しておく
- 液体であれば栄養剤も飲めるケースがある。栄養不足が懸念される場合は，選択肢の中に栄養剤も入れておく（試飲してフレーバーも選んでもらう）

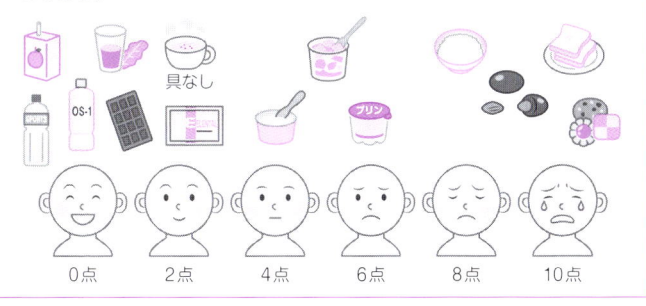

- 共通する普遍的な対応は「子どもが安心する方法」を一緒に探していくことである。

極度の偏食に対するサプリメントの使い方

- フライドポテトだけやラーメンの麺だけ食べるというように，食べられる食材の数が極端に少ない場合は，さまざまな栄養欠乏症を呈する危険性がある。

- 極端な偏食の背景には，神経発達症群（知的発達症，自閉スペクトラム

症，注意欠如・多動症）が影響していることが多く，偏食の改善には時間を要する。

- まずは，栄養欠乏症を防ぐことを第一優先とし，栄養状態の安定を確保しながら偏食改善の訓練を行う。
- 明らかな"欠乏症"を発症している場合は，医薬品による治療域用量の補充が必須である。
- 食品のサプリメントは，日常的な摂取量の補助を目安に製造されているため，欠乏状態を充足させるには含有量が少ない。

幼児期に欠乏しやすい栄養素

- 鉄，亜鉛，ビタミン D，ビタミン A，ビタミン C，カルニチン。
- それぞれに単独の医薬品が存在するがビタミン D については不活化ビタミン D 単独の処方薬は存在しないため，市販のビタミン D_3 サプリメント（森下仁丹 BabyD®200）を使用することもある。
- 医薬品の処方には，血液検査で栄養素欠乏の有無の確認と補充後のモニタリングが必要である。
- 複数の栄養素欠乏を合併する場合は，パンビタン®末（乳幼児は 0.5 g/日）を併用する。ただし，パンビタン®末にはミネラルとカルニチンが含まれていないことに留意する。
- 摂取量も品数も少なく拒食に近い状態場合は経腸栄養剤の併用を検討する。

経 管
- **医薬品**：エネーボ™，イノラス®（不足する栄養素が少ない製剤を選択する）
- **食 品**：アイソカル®1.0 ジュニア

経 口
- **医薬品**：エレンタール®，エンシュア®，エンシュア®H，ラコール®，エネーボ®，イノラス®（味やフレーバーの種類が多い製剤を選択する）
- **食 品**：カロリーメイトゼリー，メイバランス®（市販で手に入りやすい物）

- 内服薬を食べ物に混ぜると色や味が変わり，子どもが不安がって食べなくなることがあるため，「食べ物に混ぜない」ことが原則である。

- 医薬品のパンビタン® 末にはビタミン B_2 が含まれており，飲み物や炊飯に添加すると黄色く着色されるため，見た目の違いからまったく口にしてくれなくなることもある（野菜ジュースが飲める場合は問題なく添加できる場合もあるが，野菜ジュースを飲める児でパンビタン® 末を考慮しなければならない事例は少ない）。

- 市販サプリメントにはふりかけタイプやラムネやグミ状の菓子タイプなどがある。

- こだわりが強く内服が困難で，ふりかけや菓子タイプのサプリメントも食べてくれないケースではやむを得ず食品への添加を検討する。

- 食品へ添加しやすいサプリメントには，炊飯添加型のサプリメントや強化米がある（表 2）。

- 日本における偏食児は米飯が食べられることが多いため，炊飯添加型サプリメントや強化米は有用な手段となる（B_2 が含まれておらず，着色の問題がない商品も発売されている）。

- 炊飯添加型サプリメントは炊飯だけでなく，さまざまな飲料や汁物に添加可能であり，児の偏食の内容に応じた調節が可能できる。汎用性が高い手段として重宝する。

- グミ状サプリメントは誤飲のリスクがある児には使用しにくいが，少量のお湯で溶解するため，溶かして与えたり，飲み物に混ぜて与えたりすることができる。

- 市販のサプリメントは製品によって含有量のばらつきがある。定期的（3〜6 カ月毎）な血液検査でターゲットとする微量栄養素の血中濃度を確認し，適切な用量を決めていく。

表2　炊飯添加型サプリメント・強化米の栄養素

栄養素	医薬品 パンビタン®末 0.5 g 武田テバ薬品（株）	炊飯添加型 カルシウムアップナール™ 3 g （1日分） （株）ファイン
ビタミン A	375 μgRAE＝1250 IU	400 μgRAE＝1333 IU
ビタミン D	2.5 μg＝100 IU	2.75 μg＝110 IU
ビタミン E	1 mg	—
ビタミン K	—	—
ビタミン B₁	1 mg	0.6 mg
ビタミン B₂	0.75 mg	—
ナイアシン	—	—
ビタミン B₆	0.5 mg	0.7 mg
ビタミン B₁₂	0.5 μg	1.2 μg
葉 酸	—	120 μg
ビオチン	—	—
パントテン酸	—	—
ビタミン C	17.75 mg	50 mg
カルシウム	—	350 mg
鉄	—	3.5 mg
亜 鉛	—	4.5 mg

栄養の知っトク！

器質的疾患を見逃してはいけない

　食事や栄養にまつわる不定愁訴は多岐にわたる。特に幼児期は食後に腹痛や嘔吐を経験すると，食事を食べるとまた同じことが起こるのではないかと予期不安に駆られ，食事が食べられなくなる。大抵は一過性のことだが，なかには症状が遷延することもある。こんなとき，心因性のものと考えがちである。しかし，初診時は現れていなかった症状が遅れて出現し，後から診断が確定することもあるため，慎重な経過観察が必要である。

　食後の嘔吐をきっかけに，食事摂取量が減少し，体重減少をきたし小児科を受診した小学生の女の子。当初は心因性のものとして経過観

強化米 ビタミン＆鉄分米 0.75 g（1合分） ハウスウェルネス フーズ（株）	強化米 カルシウム米 0.75 g（1合分） ハウスウェルネス フーズ（株）	強化米 葉酸米 0.75 g（1合分） ハウスウェルネス フーズ（株）	1〜2歳児 推奨量 （※は目安量）
—	—	—	350〜400 µgRAE
—	0.075〜0.27 µg =3〜10.8 IU	—	3.0〜3.5 µg*
—	—	—	3.0 mg*
—	—	—	50〜60 µg*
1.32 mg	—	1.4 mg	0.5 mg
0.05 mg	—	—	0.5〜0.6 mg
—	—	—	5〜6 mgNE
0.44 mg	—	0.5 mg	0.5 mg
—	—	2.4 µg	0.9 µg
75 µg	—	200 µg	90 µg
—	—	—	20 mg*
1.0〜2.3 mg	—	—	3〜4 mg*
—	—	—	40 mg
—	37.5 mg	—	400〜450 mg
3.5 mg	—	—	4.5 mg
—	—	—	3 mg

察していたが，フォローアップの血液検査で高度の低アルブミン血症と好酸球増多を認め，精査目的で消化管内視鏡検査を施行したところ，食道と胃に好酸球の浸潤が認められ，好酸球性食道炎と好酸球性胃炎による嘔吐と食事摂取不良であったことが判明した。

　問診では先行する嘔吐の嫌悪体験や，学校や家庭内でのストレスが聴取されていた。血便や下痢など炎症性腸疾患を疑う典型的な消化器症状もなかったことから，心因性の食思不振と考えられていたが，実は器質的疾患が先行して種々の症状を呈していたと考えられる症例であった。

3

学童・思春期の「食べない（少食・欠食）」問題と「食べすぎる」問題

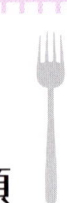

1 学童・思春期の栄養問題の特徴

- 学童・思春期の栄養問題は「食べなさすぎる」ことと「食べすぎる」ことの両極がみられる。

- 怒っていたかと思えば，次の瞬間には落ち込んでいたりするのは，誰もが思春期に経験した心の揺らぎである。この揺らぎは食べることにも同じように影響している。

- 思春期は人生の中で最も食欲旺盛で，目先の満足感を求め，将来の健康などあまり考えない傾向にある。気持ち的にはダイエット志向でありながら，身体は食べたい欲求が強く，暴飲暴食や拒食など極端な食行動に出やすい。

- 特に幼少期に食べることで感情をコントロールする癖がついていると，心の揺らぎを過食によってバランスを取ろうとしてしまい，「食べすぎる」問題として現れやすい。

強い不安感

⬇

食物摂取に対する恐怖感・不安感

ある程度食べられても体重を維持・増加
させるまでには至らず長期化する
著しいやせが進行すると上腸間膜動脈症
候群を呈し，食べられなくなることも

[摂食障害の誘因となるストレス]

家庭内ストレス
（親子間・兄弟姉妹間葛藤，両親の
離婚，家庭内暴力，虐待など）

学校ストレス
（友人間トラブル，いじめ，受験，
部活など）

給食の強制
（教室での嘔吐）

身体症状
（感染症に伴う嘔吐，窒息など）

- 最近の特徴として器質的疾患はないが，起立性調節障害や心因性嘔吐など自律神経症状を契機として食行動に異常をきたすケースもある（コロナ禍で多くなった）。
- "心の変化"は食べる"行動"に，"身体の変化"は食べる"量"に影響する。
- また，同年代の友人と比較して，自分を嘆いたり，他人をうらやんだりしやすい。
- 場合によっては，治療自体を拒否し，受診にも来なくなり，暴飲暴食（ときには拒食）をするといった極端な行動をとることもある。
- 学童・思春期の子どもに食事療法を指導する際には，ある程度の許容範囲を示したうえで，融通性のある食生活となるような工夫を要する。

2 学童・思春期の栄養評価

- やせや過体重で，一通りの鑑別を行っても症候性の原因が見当たらない場合は，栄養の問題を検索する。
- 栄養の問題は，身体計測と血液検査（一般・血算）で栄養上の問題をある程度想定してから，食生活の問診を行うとよい。

肥満度±15％（標準体重比85〜115％）の範囲内か？

- 栄養摂取に関連するやせや過体重は，±15％付近から身体愁訴や血液検査データの所見がみられはじめる（表1）。
- 肥満度が±15％範囲内であっても，短期間（直近1カ月程度）に体重の変動（±5％以上）がみられる場合は栄養摂取の問題をみる。

成長曲線をプロットする

- 成長曲線に停滞がなく体質性であれば，栄養の問題ではないことが多い。
- **1チャネル以上の下方シフト**：低栄養性。
- **体重と身長のSDスコアが乖離（体重SD＞身長SD）**：過栄養性。

表 1　5 歳〜17 歳までの性別・年齢別・身長別 標準体重計算式

肥満度＝((実測体重−標準体重)／標準体重) ×100 (%)
標準体重＝a×身長 (cm)−b

年齢 (歳)	男子		年齢 (歳)	女子	
	a	b		a	b
5	0.386	23.699	5	0.377	22.750
6	0.461	32.382	6	0.458	32.079
7	0.513	38.878	7	0.508	38.367
8	0.592	48.804	8	0.561	45.006
9	0.687	61.390	9	0.652	56.992
10	0.752	70.461	10	0.730	68.091
11	0.782	75.106	11	0.803	78.846
12	0.783	75.642	12	0.796	76.934
13	0.815	81.348	13	0.655	54.234
14	0.832	83.695	14	0.594	43.264
15	0.766	70.989	15	0.560	37.002
16	0.656	51.822	16	0.578	39.057
17	0.672	53.642	17	0.598	42.339

血液検査データを読む

- 摂取エネルギー量の過不足は体重の変動でわかるが，どんな栄養素の過不足かを推定するには血液検査を利用する (表 2)。

- 血算と生化学でマクロ栄養素の過不足にあたりをつけ，必要があれば追加検査でミクロ栄養素の過不足を確認する。

検査値に基づいた少食・欠食の評価

尿素窒素＜10 mg/dL or/and TP＜7 g/dL

- たんぱく質摂取不足を疑う。

AST/ALT＞1.5 or/and ALT＜10 IU/L

- アミノ酸代謝に関連するビタミン B 群の不足を疑う。

- ALT はビタミン B_6 を補酵素とするため，低ビタミン B_6 状態で AST と乖離して低下する。

表2　栄養素と検査値の関係

	栄養素	上昇・増加	低下・減少	備考
エネルギー	過剰	体重, UA, AST, ALT, TG, T-Cho	—	—
	夕食過剰	ALT, γ-GTP	AST/ALT比	脂肪肝パターン
	不足	UN, ケトン体	体重, 血糖	異化亢進病態か極端な摂食制限
たんぱく質	過剰	UN	—	—
	不足	AST/ALT比 T-Cho（極端な不足）	TP, UN, ALT, ChE, Hb	たんぱく質の供給源は同時にビタミンB群の供給源であり易疲労感にも関連
	魚介類摂取不足	T-Cho, LDL	HDL, TG	n-3系脂肪酸摂取とも関連
脂質	過剰	体重	—	—
	脂の多い肉類過剰	T-Cho, LDL, UA, TG	—	尿糖, 血糖, HbA1cの増加があれば, 脂質と糖質の両方を含む菓子パンや洋菓子の過剰
	n-3系脂肪酸適正	—	T-Cho, LDL, TG	魚類を1日1品摂取
	不足	—	T-Cho, TG	極端な摂食制限（脂質だけ不足するケースは稀）
糖質	過剰	体重, 尿糖, 血糖, HbA1c, TG	AST/ALT比	UAが同時に増加していれば, 果糖や異性化液糖の過剰（スポーツドリンク, 清涼飲料, アイスの過剰）
	不足	ケトン体	—	異化亢進病態か極端な摂食制限

- ビタミン B_6 は肉や魚などのたんぱく質性食材から摂取できるため, たんぱく質摂取状態の代理指標として利用できる。

- また, ビタミン B_6 を含む食材は, その他のビタミンB群を含む食材でもある。ALT低値のケースでは, ビタミンB群全般に不足しており倦怠感や易疲労感, 無気力感などの身体愁訴が出現しやすい。

想定される飲食パターン

☑ **食事量全体が少ない**：不適切なダイエット, 拒食, 少食, 偏食, 食思不振

☑ 3食食べているがスポーツ過多で, 活動に見合うたんぱく質を摂取できていない

Cre×100＜現体重 kg

- 筋肉量の不足を疑う。たんぱく質摂取不足や運動不足で筋肉量が低下していることを示唆する。

- やせと不活動が進行しているか，過体重の引きこもりで活動量が低下しているパターンが考えられる。

- Cre の低下まで進行していると倦怠感が強く，登校や外出自体に拒否的になるため，まずは食事改善で，たんぱく質栄養状態を底上げしておく必要がある。

その他の低栄養パターン

- Hb，MCV，フェリチンの低下を認めれば鉄欠乏性貧血を疑う。ただし，これら同時にみられれば，鉄だけでなくたんぱく質も不足していると考える（鉄だけでは解決しない貧血）。

- 起立性調節障害では，起床時の不調から朝食欠食や不登校で栄養密度の充実した学校給食を食べなかったりすることで，低栄養を合併し起立性の症状も悪化していることがある。

検査値に基づいた食べすぎ評価：血液検査異常のある過体重・肥満の場合

TG↑＋HbA1c↑

- 糖質摂取過多に起因するエネルギー摂取量過剰を疑う。

想定される飲食パターン

☑ 朝食や間食に菓子パンをよく食べる（習慣的摂取）
☑ 米飯の 1 回量が多い（300 g/食以上食べる）
☑ 麺類・パスタ・丼物だけのメニューが多い（夏休みなど長期休み中に多い）
☑ ソフトドリンクやアイスなど吸収の早い糖質（液体）を摂っている（尿酸も高ければ果糖液糖の摂取過多を強く疑う）

LDL↑＋HDL↓

・飽和脂肪酸摂取過多に起因するエネルギー摂取量過剰を疑う。

想定される飲食パターン

☑ 魚や大豆製品より肉類の摂取が多い（≒魚や大豆製品を食べない日がある）
☑ クリーム系の洋菓子やチョコレート，スナック菓子が多い
☑ 牛乳を水代わりに飲んでいる（400 mL/日以上）

TG↑＋UA↑

・果糖液糖摂取過多に起因するエネルギー摂取量過剰を疑う。

想定される飲食パターン

☑ 果糖ブドウ糖液糖を含むスポーツドリンクを水代わりに飲んでいる
☑ （夕食後や入浴後に）アイスクリームを食べる習慣がある

栄養の知っトク！

検査値異常のない肥満

　肥満度＋15％以上で検査値異常がなくても，次の飲食パターンがあればメタボリック症候群へ進展する可能性があるため早めの介入が必要である。

☑ 主菜（たんぱく質源となるおかず）が 1 食に 2 品以上（≒おかわり習慣）
☑ 炒め物や揚げ物など油を使う料理を 1 回 2 品以上または 1 日 3 品以上摂っている
☑ 1 日 200 kcal 以上の菓子類を摂取している（重量のわりに高カロリーな菓子類）
☑ 夕食から就寝までの時間が短い（2 時間以内）
☑ 夕食後の間食習慣（夜食）がある

　夕食や夕食後の間食習慣については，昼夜逆転の不登校パターンや学習塾や習い事の時間帯と関連することが多い。いつ・どこで・だれと飲食するのかは大事であり，"ひとりで"は注意が必要である。

3 学童期・思春期の「食べない」と 「食べすぎる」への対応

- 学童期・思春期の栄養問題は，低栄養であっても過栄養であっても，食べる行動をいかに良い方向に導くかにかかっている。

- 学童期や思春期となれば，検査値や体重と本人の食習慣との関連をある程度理解できるようになる。保護者だけでなく，本人にも医学的な理由を十分に説明することが重要である。

- ただし，やせ傾向の場合は，体重や食に対する認知が歪んでいたり，数値にこだわったりする傾向にあるため，説明の際には注意を要する。

行動変容のためのプロセス

① 問題 (行動) を具体的に捉える

- 「何が問題か，どのような行動が増えたら (減ったら) よいのか」を具体的な行動を言葉で表す。検査値で問題となる飲食パターンのあたりをつけるメリットがここにある。

② その行動と状況 (先行刺激) の関係を調べ，仮説を立てる

- どんなときに，何がきっかけで，どのような行動が誘発されて，その結果何が生じるのか？

③ 仮説に基づき，効果がありそうで，実行できそうな方法を試す

- できることを確認して，できることから実践に導く。

- 期限付きで試す。

④ 試した結果を確認しながら問題が改善するまで続ける

- よい変化を強化 (励ます) し，その行動が続くことを目指す。

栄養の知っトク！

スナック菓子が「やめられない」わけ

　ヒトは、たんぱく質を一定量摂取すると食欲が落ちつき、次に食べたいと思うまでの時間が長くなるといわれている。そのため、炭水化物とたんぱく質、脂質をバランスよく食べれば過食になることはあまりない。しかし、スナック菓子はたんぱく質をあまり含んでおらず、炭水化物や脂質の塊である。しかも、塩味やバーベキューフレーバーのスナック菓子は、味の種類としてはたんぱく質を多く含む食品の味であるため、脳ではたんぱく質を食べているつもりでも、生理的にはたんぱく質は満たされないという不自然な現象が起こっている。つまり、スナック菓子はたんぱく質を欲する本能にアプローチするためなかなかやめられない食べ物なのである。

栄養の知っトク！

口角の非対称の動きを観察せよ

　離乳後期食へ進めるかどうかを簡便にチェックするには，舌の左右運動と口角の非対称がみられるかどうかを確認するとよい。上下の歯ぐきで少し硬い食べ物でもすりつぶして食べられるようになってくると，下顎がすりつぶす側（作業側）に偏位して上下の歯ぐきを合わせる。この瞬間に偏位している側の口角が口の内側に入り込むと，同時に反対側の口角が少し伸びたように正中側に動くのが観察できる。

　口角の非対称がみられない児に，舌と上顎だけでは押しつぶすことのできない食べ物を与えたときに，児はうまく処理できず口にためてしまったり，吐き出してしまったりすることがみられる。これは「味の好き嫌い」ではなく，食形態のミスマッチであることが多い。

栄養の知っトク！

離乳食の栄養は 9 カ月頃から意識する

　離乳期の主食となる 10 倍粥は 100 g あたり 32 kcal である。母乳（100 g あたり 61 kcal［八訂成分表］）よりエネルギーが低いため，10 倍粥だけでは母乳を代替する（離乳）ことはできない。そのため，主食のカロリー密度を 5 倍粥（全粥：65 kcal/100 g），軟飯（105 kcal/100 g），米飯（157 kcal/100 g）と上げていくとともに，離乳食の回数を 1 回食，2 回食，3 回食と増やすことで，子どもの栄養要求量を満たし，健全な成長と発達が促されるのである。

　母乳やミルクを中心にみて，エネルギー密度の高いもの（主食）と栄養素密度の高いもの（おかず）とをうまく組み合わせて食べられるようになると離乳が完了する（母乳・ミルクをやめられる≒食事で栄養が充足できる）。

Chapter 4

栄養食事療法のトリセツ

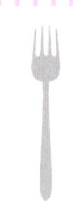

主な栄養食事療法の種類と適応

1 栄養食事療法の考え方

- 栄養食事療法は，病気の予防と治療の2つの役割があるが，ここでは治療法としての栄養食事療法を紹介する。

- 治療の一環としての栄養食事療法は，栄養に関連する以下の3つの機能が低下または障害をされたときにそれらの機能を補完・代替する手段として実施される（表1）。

① 栄養を取り込む機能：認知機能・摂食嚥下機能
② 栄養を活かす機能：消化・吸収・代謝機能
③ 老廃物を捨てる機能：排泄機能

- 栄養食事療法というと何らかの「健康増進」を期待するものと考えられがちだが，疾患の影響で「栄養を保つ機能が障害」されたときに適応されるものである。

表1 栄養に関連する3つの機能と栄養療法

3つの機能	主な栄養食事療法
栄養を取り込む機能	高濃度ミルク，胃ろうミキサー食，経管栄養法，静脈栄養法
栄養を活かす機能	糖質コントロール食，たんぱく質コントロール食，脂質コントロール食，ケトン食，高繊維食，低残渣食，FODMAP食，グルテンフリー食，食物アレルギー除去食
老廃物を捨てる機能	減塩食，カリウム制限食，リン制限食

栄養食事療法の適応例

- 食べ物を認識する力や摂取する機能が低下・障害されているから，経管栄養を使う
- 噛む力や飲み込む力が低下・障害されているから，食事の形態を調整する
- 栄養素を代謝する機能が低下・障害されているから，摂取する栄養素の量を調整する

- 栄養食事療法を実施することで「症状や徴候が改善できる，もしくは緩和できる」から「医療行為」として行うことができる。

2　高濃度ミルク

適 応

- 消化管が機能しているが心不全などで水分制限が必要な場合や，哺乳量が乏しいなどの理由で必要栄養量を十分に確保できない場合に使用する。

使い方

- 標準濃度 13〜14％の人工乳 (約 67 kcal/100 mL) を 20％程度 (約 100 kcal/100 mL) まで上げて使用する (表 2)。

- 450 mOsm/kgH$_2$O を超えると，壊死性腸炎の発症リスクが高くなるといわれている。腸管の未熟性が想定される児には，17％程度までで一旦様子をみるとよい。

- 人工乳に MCT オイル (約 9 kcal/g) やマルトデキストリン (粉あめ：約 4 kcal/g) を添加して，エネルギー密度を上げる方法もある。

具体的な導入方法

① 哺乳量 130 mL/kg/日以下かつ体重減少・停滞がある
② 13％ (標準) から 2％ずつ増やし，7 日以内に目標エネルギー量を目指す
③ 途中で有意な下痢 (浸透圧) や BUN 上昇 (窒素負荷) があれば，ひとつ前のステップに戻す

④ MCT オイル添加に切り替えて目標エネルギー量を目指す
⑤ MCT オイルはミルク 100 mL に対し 2 mL (小さじ 0.5 杯相当＝
　2.3 g＝20.7 kcal) を目安とする*
- 15％ミルク＋MCT 2 mL＝97.7 kcal/100 mL
- 17％ミルク＋MCT 2 mL＝107.7 kcal/100 mL

＊100 mL に対し 2 mL を超えると，脂肪エネルギー比率が 60％を超えるため

各食品，その他の浸透圧 (mOsm/L)

血漿 (約 300)，牛乳 (約 260)，みそ汁 (約 70)，おしるこ (約 1,100)，乳酸菌飲料 (約 1,200)，尿 (50～1,300)，ビール (アルコール 5％) (約 1,070)，日本酒 (約 3,100)，しょうゆ (約 6,000)，ハチミツ (約 7,500)

(一般社団法人 日本流動食協会ホームページより)

高濃度ミルクの調乳指導

デジタル秤の場合

- **メリット**：13～20％まで任意のミルク重量 (g) を指示できる。

- **デメリット**：デジタル秤の購入が必要。操作が煩雑。

表 2　高濃度ミルクの栄養量

調乳濃度 (%)	エネルギー (kcal/100 mL)	たんぱく質 (g/100mL)	水分量 (%)	浸透圧 (mOsm/kg・H₂O)
13	67	1.43	約 91	約 294
14	72	1.54	約 90	約 319
15	77	1.65	約 89	約 346
16	82	1.76	約 88	約 370
17	87	1.87	約 88	約 396
18	92	1.98	約 87	約 427
19	97	2.09	約 86	約 447
20	102	2.20	約 85	約 472

経腸栄養剤の浸透圧は mOsm/L で表記される。ミルクの浸透圧を mOsm/L に換算するには水分量あたりの溶質量から計算する
例：294 mOsm/kg・H_2O×0.91＝267 mOsm/L

(「森永はぐくみ」解説書より作表)

例：15％調乳
• 15 g を計量し 100 mL までメスアップ

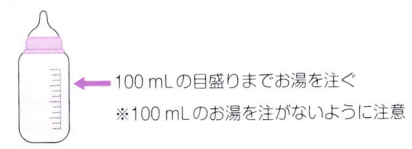

100 mL の目盛りまでお湯を注ぐ
※100 mL のお湯を注がないように注意

• 添付のスプーンが付属していない特殊ミルクを調乳する場合は，デジタル秤が必須。

• 特殊ミルクの場合，市販の計量スプーン 1 杯量をあらかじめ計量して利用することもある。

添付スプーン使用の場合

• **メリット**：調乳操作が容易。

• **デメリット**：濃度が限定される。

例：すりきり 1 杯＝2.6 g/20 mL 調乳液の添付スプーンの場合

添付スプーン	粉量	kcal/100 mL
5 杯	13.0 g	67.3
6 杯	15.6 g	80.8
7 杯	18.2 g	94.3
8 杯	20.8 g	107.7

（「和光堂はいはい」の場合）

• 哺乳瓶の目盛りは JIS 規格により各サイズの満量（いちばん上の目盛り）で管理されていることや，ガラス製の 240 mL の目盛りで±10 mL 以内のばらつきがそもそもある。

• デジタル秤購入や毎回計量する手間と哺乳瓶のもつ誤差を考慮すると，添付スプーンを使用した調乳指導のほうが実用的である。

MCT オイルの添加

• MCT オイルをミルクや栄養剤に添加する場合は，乳化剤入り MCT オイルを利用すると分離しにくく，味も変わりにくい。

- 乳化剤に大豆由来成分が混入する可能性は否定できないことに留意する。

3　増粘ミルク・増粘栄養剤

適応

- 胃食道逆流があり，通常の人工乳や栄養剤では嘔吐や逆流がみられる児。
- 経口哺乳だけでなく，経鼻胃管で栄養している児の溢乳や胃食道逆流の緩和にも使用できる。
- 早産児や低出生体重児など腸管の未熟性がある児については，必要性を十分に検討する必要がある。
- 米国ではキサンタンガムを原材料とする増粘剤（Simply Thick®）を添加した調製粉乳を使用した児において，遅発性の壊死性腸炎が 22 例（うち 1 例は正期産児）報告された。そのため，2011 年に米国食品医薬品局（FDA）は早産児に対しては Simply Thick® の使用を控えるように勧告している（J Pediatr 2012；161：354-6）。
- ローカストビーンガムが配合された AR ミルク（森永乳業）が日本で初となる増粘ミルクとして市販されていたが，2023 年 3 月に販売を終了している。
- 日本で販売されている多くの増粘剤はグアーガム系，キサンタンガム系であり，ローカストビーンガムが配合された増粘剤は市販されていない（2024 年 1 月現在）。

使い方

- 人工乳や経腸栄養剤に市販増粘剤 0.5〜1.0% 添加し増粘させる。100 mL に対し，増粘剤 0.5 g〜1.0 g 添加する。
- 粘度は使用する増粘剤に依存する。製品の使用方法にある「薄いとろみ〜中間とろみ」の使用量を参考にするとよい。
- 日本摂食嚥下リハビリテーション学会の「学会分類 2021（とろみ）」に

準じて各社が増粘剤の添加量を製品に記載している。

- 2%の粘度ではニップルでの吸啜や経鼻チューブの注入は困難である。
- 栄養チューブ径は 8 Fr 以上を推奨。8 Fr 未満のチューブでは注入が難しい。
- 増粘剤はミルクや栄養剤に含まれるたんぱく質（主にカゼインたんぱく質，大豆たんぱく質）と酸の反応によって凝固化する現象（カード化）を利用している。
- そのため，プロトンポンプ阻害薬（PPI）などの制酸薬を服用中で胃酸の分泌が抑制されている場合や，乳清（ホエイ）たんぱく質やアミノ酸，ペプチドが窒素源のミルクや栄養剤は増粘効果が低いと考えられている。
- ただし PPI を使用していても，分泌される胃酸の pH 自体は変わらないので，まったく効果がないわけではない。そのため，PPI の中止は必須ではない。

具体的な導入方法

① 0.5%添加（薄いとろみ）から開始し，目的とする症状をモニタリング
② 1 週間程度かけて 1.0%添加（中間とろみ）まで増量し，1 週間モニタリング
③ 中間とろみの粘度でも症状の改善や緩和を認めなければ中止する

4　注入ミキサー食｜半固形状流動食

- 食事をミキサーにかけて，半固形状の流動物として胃管や胃ろうから注入する方法である。
- 注入ミキサー食には，液体栄養剤に起因する症状（胃食道逆流，瘻孔漏れ，下痢，便秘など）を緩和するだけでなく，同じ食事を食べているという保護者（介護者）の安心感が得られ，癒しにつながることもある。

適応

- 自発的に食事摂取ができず，胃管や胃ろうから栄養補給を行っている児。

- 液体栄養注入で胃食道逆流や瘻孔からの漏れ，下痢，高血糖，ダンピング症候群などがみられる児。

- 摂取する栄養の形態は液体よりも半固形のほうが生理的であり，液体栄養剤よりミキサー食のほうが優れていると考えられがちだが，児にとってミキサー食が必ずしも最善とはいえないケースもある。

- 両方のメリット・デメリットをよく検討し，保護者（介助者）が納得する方法を選択することが重要である（二者択一ではなく併用も選択肢）。

使い方

- ミキサー食注入は胃ろう（胃内投与）からの注入が基本である。腸ろうからのミキサー食注入は理論的に推奨されない。

- チューブ径は幼児 14〜16 Fr 以上，学童 18 Fr 以上を使用する。チューブ径が細いとシリンジ注入圧が高くなり押し切りにくい。注入量の増加に伴い，チューブ径もサイズアップする。

- VP シャントなどの医学的理由で胃ろう造設ができない場合は，ミキサー食の粘度を調整することで，経鼻胃管からの注入も可能である。チューブ径は 8 Fr 以上（できれば 10 Fr 以上）を用いる。

胃ろうミキサー食の理想条件

- **粘 度**：ガムシロップ〜マヨネーズ状（900〜20,000 mPa・s）
- **量**：1 回 300〜600 mL
- **時 間**：短時間（5〜15 分）

- 一定以上の粘度と容量のミキサー食を短時間（食事を摂取する生理的な速度）で注入することにより，自然な胃蠕動運動が誘発され，逆流や胃残が緩和される。

- 哺乳期から経管栄養を行っていた児が，胃ろう造設後にミキサー食注入をはじめる（はじめての食材を摂取する）場合は，離乳食を進めるのと同じように，食物アレルギーに注意しながらミキサー食を開始する。

- ミキサー食で使用する食材（米や小麦，牛乳，大豆，鶏卵，鶏肉など）の血中抗原特異的 IgE 抗体を測定し，IgE 抗体が陰性の食材から開始することもある。

具体的な導入方法

> ミルクや栄養剤以外にはじめて食事 (ミキサー食) を注入する場合
> ① 食物アレルギー頻度の比較的少ない全粥*のミキサーからはじめる
> ② 1 日 1 回 (できれば日中) から，1 回注入容量 (mL) の 25〜50%分を全粥ミキサーに変える
> ③ 1 週間程度かけて，全粥ミキサーの割合を 10%ずつ漸増する
> ④ 注入 1 回分を全粥ミキサーに置換できたら，おかずのミキサー食を加える
> 　全粥ミキサー：おかずミキサー＝1：1 で 60〜70 kcal/mL のエネルギー密度になる
> 　1 日注入回数のどれだけをミキサー食に変えるかは家族と相談して決める

＊全粥 (5 倍がゆ)：米 50 g に水 250 g を加えて炊飯したもの。下記のスベラカーゼ粥やベースライスでも代用できる

ミキサー食の作り方

加水法

- 食材重量の 60〜150%の水分を加水し，ミキサーにかけて作成する。

- 加水に使用する水分は，白湯のほかに野菜スープやみそ汁などを用いる。

- 加水ミキサー食と牛乳や豆乳，液状経腸栄養剤を 2：1 程度の割合で混合すると，エネルギー密度を高めることができるだけでなく，8 Fr 以上の経鼻栄養チューブからも注入が可能となる。

スベラカーゼ法 (簡単胃ろう食) ［つばさ静岡　浅野一恵先生］

- 米 50 g に水 250 g を加えて炊飯した全粥 (70℃以上) に，酵素入りゲル化剤スベラカーゼ (株式会社フードケア) 1.5 g (0.5%) を加えて，2 分間ミキサーで粉砕しスベラカーゼ粥を作る。

- 加水法の水分の代わりにスベラカーゼ粥を用いて，食材をミキサーで粉砕する。

- 加水法よりシリンジ注入圧は高いが，ラコール® NF 半固形剤 (6,500〜12,500 mPa・s) と注入圧は同等。

- 米飯 100 g，水 100 g，介護食調整用酵素製剤おかゆヘルパー（キッセイ薬品工業）1 g を合わせて，1 分間ミキサーで粉砕しベースライスを作る。

- 加水法の水分の代わりにベースライスを用いて食材をミキサーで粉砕する。

- 注入圧はスベラカーゼ法と同等。

- ベースライスはベタつきのない液状のため，細い（5 Fr）経鼻胃管でも手押しで注入できる。

5　経腸栄養剤

経腸栄養剤の選択

- 次のポイントをチェックしたうえで，経腸栄養剤を選択する。

- 経口か経管（または胃ろう）か？
- 短期的か長期的（1 カ月以上）か？
- 食事（胃ろうであればミキサー食）の併用はあるか？
- 市販濃厚流動食品か医薬品経腸栄養剤か？

経口飲用の場合

- 経腸栄養は，食事摂取量が減らない範囲で栄養補助することが目標である。

- 医薬品であればフレーバーの種類が多く，エネルギー密度の高いエンシュア®Ｈや濃度調整のできるエレンタール®から提案する。

フレーバーの種類

- **エンシュア®Ｈ**：バニラ，コーヒー，バナナ，黒糖，メロン，ストロベリー，抹茶
- **エレンタール®**：トマト，オレンジ，パイナップル，青りんご，コーヒー，ヨーグルト，グレープフルーツ，梅，マンゴー，コンソメ

- 食事摂取量が乏しく，体重減少をきたしているケースでは，腸管絨毛の萎縮が懸念されるため，成分栄養剤であるエレンタール®を第一選択とする。本人の飲用負担感や嗜好を考慮し，溶解濃度（0.5～2.0 kcal/mL）とフレーバーを提案する。

- 神経性やせ症や回避制限食物摂取障害では，飲用後の胃部不快感や腹部膨満感から，ミルクベースの経腸栄養剤を嫌がる傾向にあるため，そういったケースでエレンタール®は重宝する。

- 経口摂取量が乏しく水分や電解質の補充も必要な場合は，エレンタール®の摂取量がある程度確保できるまで，ソリタ®T2顆粒などの併用も有用である。市販ORS飲料でもよいが，1回飲用容量にこだわる児には顆粒製剤のほうが受け入れがよい。

- ある程度食事量が確保されているケースや，術後等の回復期の栄養補助であれば，エンシュア®Hで好きなフレーバーを選んでもらうとよい。

- ラコール®もフレーバーが多く（ミルク，コーヒー，バナナ，コーン，抹茶），1日200 kcal程度の補助でよいケースは選択肢となる。

- 各医薬品栄養剤メーカーのホームページでは，栄養剤の味を変える工夫が紹介されているので参考にするとよい。

- 市販の濃厚流動食品（メイバランス®，クリミール®，アイソカル®など）は，味や容量の違いだけでなく，栄養組成も大きく異なる。栄養素的に偏った製品もあるため，購入を依頼する場合はある程度製品の選択肢を絞って伝えるほうがよい。

- 子どもに対する事前説明で安易な味の表現（「おいしいよ」とか「イチゴの味がするよ」など）は避ける。

- **なるべく試飲できる環境を整えるほうが飲用確率は高まる**：想定した味や飲用感と違ったりすると“栄養剤”自体に拒否感を抱いてしまう。

経管や胃ろうで使用する場合

- 急性期で短期間の栄養管理であれば，院内採用の経腸栄養剤を使用すればよい。

- 長期間の使用を想定する場合は，日本人の食事摂取基準で設定されている栄養素をすべて含有しているイノラス®を第一選択に考える。

- ただし，1歳もしくは体重10 kg未満児の場合，イノラス®ではたんぱく質含有量が多く，腎溶質負荷になるため，ミルクやアイソカル®1.0 ジュニアなどを第一選択とする。

- 経管栄養でミルクを使用している児の場合は，1歳頃からイノラス®やミキサー食の併用を検討する。離乳食を進める要領で，ミルクを漸減しイノラス®やミキサー食を漸増していくとよい。体重10 kg程度になるころを目安に，ミルクを終了できるようにプランニングする。

- 上述のとおりイノラス®は小児にとってはややたんぱく質含有量が多く，高窒素血症などをきたす場合がある。たんぱく質を含まない飲料（りんごジュースやぶどうジュースなど）を併用し，エネルギーあたりのたんぱく質含有量を減らす工夫をするとよい。

- エネルギー必要量は，1カ月間の体重増加量をモニタリングしながら適宜アップしていく。栄養量の見直しが遅れることによる"医原性の成長障害"にならないように注意する。

栄養の知っトク！

医薬品栄養剤には含まれない栄養素がある

　わが国で使用できる医薬品経腸栄養剤で，日本人の食事摂取基準で示される栄養素をすべて含有する製剤は1種類（イノラス®）しか存在しない。またいずれもの製剤も成人向けの処方設計で製造されているため，10 kg未満の小児に使用する場合は，窒素負荷による高窒素血症や微量栄養素の過剰摂取に注意が必要である。

　脂質含有量が少ない成分栄養剤では，脂溶性ビタミンの吸収不良や脂溶性薬剤の薬物動態に影響を与えることも知っておくとよい。

2

その他の栄養療法

1 低残渣食

適応

- 不溶性食物繊維を制限することで，腸内容物を減らし狭窄消化管の閉塞を防ぐ。潰瘍性大腸炎，クローン病の急性期や腸管狭窄が生じたときに適応される。

- 消化管手術前に腸内残渣を最小にするためや，術後に普通食へ移行する過程で利用される。

低残渣食の考え方

- すべての食物は消化性の残渣物を生み出すため，厳格な低残渣食はすべての食品を除去することになってしまう。そのため，実際的には胃内消化性の低い食品や不溶性食物繊維の多い食品の摂取量を最小にすることで治療に役立てる。

- 調理方法の違い（加熱，裏ごし，ミキサー）は食物繊維含有量を変えないが，消化を受けやすく，粒子がより小さくなることで保水性が低下し，かさばることなく腸管を通過しやすくなるため，低残渣食の指導内容に含まれる。

- つまり食べてはいけない食品はなく，たとえきのこや海藻類であっても，量や調理法を守れば口にすることができる。

はたらき	栄養素	食品群	消化のよい食品
エネルギー源	糖質	穀類	ご飯，食パン，煮込みうどん，そうめん，冷麦，おかゆ，餅，ホットケーキ（脂肪の少ないもの），麩
		芋類（調理方法別），大豆以外の豆類	さつま芋，かぼちゃ（裏ごし），じゃが芋，里芋，長芋
	脂質	油脂類，脂肪の多い食品	
血液・筋肉をつくる	たんぱく質	牛乳 乳製品	牛乳，ヨーグルト，チーズ，乳飲料（乳製品で下痢
		卵（調理方法別）	目玉焼き，卵焼き，温泉卵，オムレツ，生卵（注意），茶碗蒸し，かき卵汁，（油は控えめで）
		魚介類	まぐろ（赤身），たら，カレイ，あじ，さけなど，はんぺん，かまぼこ，牡蠣，しらす干し，脂肪の少ない魚
		肉類	鶏（皮なしもも・むね・ささみ），レバー，牛・豚（脂身の少ない赤身，もも・ヒレ）
		大豆・大豆製品	木綿豆腐，絹ごし豆腐，きなこ，ゆば，豆乳，凍り豆腐，焼き豆腐
体の調子を整える	ビタミン・ミネラル類	緑黄色野菜	ほうれんそう，小松菜，春菊，ブロッコリー，にんじん，トマト，長ねぎ
		淡色野菜	きゅうり，なす，キャベツ，白菜，もやし，白ねぎ，玉ねぎ，大根，かぶ，レタス，カリフラワー，切り干し大根
		海藻・きのこ・こんにゃく類	
		果実類	りんご，バナナ，メロン，すいか，もも，フルーツ缶詰，果汁
調味料・香辛料・嗜好品，その他			食塩，しょうゆ，みそ，みりん，さとう，ウーロン茶，ケチャップ，ソース，スポーツドリンク，麦茶，番茶
間食（とりすぎに注意）			ゼリー，プリン，ババロア，水ようかん（こしあん），ビスケット，カステラ，蒸しパン，ベビー用のお菓子
調理方法＋油脂の量＋食品			◆煮る，蒸す 生ものは，下痢時には控える

消化のややよい食品	消化のやや悪い食品	消化の悪い食品
寿司，日本そば，バターロール，パスタ	麦飯，ノンフライラーメン，フランスパン，クロワッサン	ラーメン，調理パン
ふかし芋，さつま芋，かぼちゃ（裏ごしなし）	焼き芋，大学芋，煮豆，栗	とうもろこし
バター，マーガリン，マヨネーズ，植物油		アーモンド，ピーナッツ，くるみ，ごま
を起こす場合やアレルギーのある場合は除く）		
かたゆで卵	下痢などのときは，生卵は控える	
まぐろ（トロ），ブリ，さんま，いわし，はまち，さば	いか，たこ，たらこ，いくら，小いわし，小あじ，ししゃも，ごぼう天，さつま揚，うなぎ	干魚（あじのひらき，めざし），貝類（あさり，しじみ），川魚（あゆ，こい）
牛肉（ロース），豚肉（ロース），ひき肉	ソーセージ，ハム	サラミ，ベーコン
がんもどき，油揚げ，生揚げ（油抜きする），納豆（きざむ），おから	大豆，枝豆，ひりょうず	
ピーマン，さやいんげん，オクラ	大葉	にら，山菜
アスパラ，ふき，梅干し，梅漬け	浅漬け，ごぼう，れんこん	漬物，たけのこ，セロリ，にんにく，生姜
生しいたけ，マッシュルーム	わかめ，もずく，あらめ，干しいたけ，しめじ，まいたけ，えのき茸，まつたけ	板コンニャク，糸コンニャク，茎わかめ，昆布，寒天
みかん，レモン，はっさく（柑橘系），いちご，キウイフルーツ，ぶどう	パイナップル，いちじく，なし，かき	干ぶどう，干プルーン
酢，コーヒー，紅茶，煎茶，緑茶，わさび，こしょう，からし	シチュールウ	カレー粉，酒かす，ラー油，チリソース，キムチ，とうがらし，一味，七味，カレールウ
アイスクリーム，シュークリーム，もなか（つぶあん），おはぎ，甘納豆	豆菓子，おこし，ケーキ類	揚げ菓子（ポテトチップスなど）
◆和える	◆炒める	◆揚げる
酢の物	焼きおにぎり，チャーハン，すき焼き，焼き豚，焼きそば，ムニエル	からあげ，春巻，とんかつ，カレーライス，餃子，焼肉，牛たたき，たこやき

2 低 FODMAP 食

- **FODMAP**：Fermentable（発酵性）Oligosaccharides（オリゴ糖），Disaccharides（二糖類），Monosaccharides（単糖類），Polyols（ポリオール）の略称。
- これらは小腸で消化吸収されにくいため，小腸内腔水分量の増加と腸内細菌による発酵をきたす。
- 水分量が増加することで小腸運動が亢進する。さらに腸内のガス産生亢進もたらし，過敏性腸症候群の一般的な症状（膨満感，腹痛，排便習慣の変化）の一因となる。
- 低 FODMAP ダイエットは，「万能」のアプローチでも，生涯続けるダイエットでもない。
- 厳格な長期の低 FODMAP ダイエットは，正常な腸内細菌叢に悪影響を与える可能性があるため，厳格な制限期間は 4〜6 週間とし，その後は症状の再燃に注意しながら徐々に制限を緩和することが望ましい。
- 制限緩和期間にトリガーとなる食品を見出し，その食品以外の摂取は緩和する。

低 FODMAP 食の実際

- 高フルクタン含有食品（小麦，玉ねぎなど）の制限。
- 高ガラクタン含有食品（ひよこ豆，レンズ豆など）の制限。
- 高ポリオール含有食品（梅，もも，サクランボのような種を果肉が包む果物やリンゴ，梨，カリフラワー，マッシュルームなど）の制限とポリオール甘味料（ソルビトール，キシリトール）の回避。
- 高乳糖含有食品（牛乳，ヨーグルトなど）を一度に大量に摂取しない。乳糖を含まない乳製品への代替。
- 高果糖含有食品（はちみつ，果糖液糖など）の過剰摂取の制限。
- FODMAP に該当する糖類として果糖，ガラクトース，乳糖やソルビ

トール，マンニトールの含有量は，『日本食品標準成分表 2020 年版（八訂）炭水化物成分表　編―利用可能炭水化物，糖アルコール，食物繊維及び有機酸―』で検索することができる。

3　ケトン食（てんかん食）

- てんかんのけいれん発作を予防するために，糖質を限りなく制限した食事法。
- 飢餓やグルコースの不足時に脂質から産生されるケトン体の抗けいれん作用を期待した食事療法である。ケトン食療法はグルコーストランスポーター 1 (Glut1) 欠損症に対する「てんかん食」として診療報酬上も認められている。
- 日本で使用されているのケトン食療法には，古典的ケトン食，MCT ケトン食，低グリセミックインデックス (GI) 食と修正アトキンス食がある。
- ケトン食の強さは脂肪と非脂肪 (炭水化物＋たんぱく質) の重量比 (ケトン比) で表される。
- 古典的ケトン食にはケトン比の計算方法によって 3 種類に分けられる。

ケトン比
- 脂質 (g) ÷〔炭水化物 (g) ＋たんぱく質 (g)〕
※計算方法の記載がないケトン比 (ketone ratio) はこの計算法を指すのが一般的

ケトン指数 (Woodyatt 計算式)
- (0.46×たんぱく質＋0.9×脂質) ÷ (炭水化物＋0.1×脂質＋0.58×たんぱく質)
※たんぱく質，脂質，炭水化物の重量単位はグラム (g)
※Shaffer の理論では 1.5 を超えるとケトン体が出現する

ケトン値 (大阪母子医療センター方式)
- (0.46×たんぱく質＋0.9×脂質) ÷ (糖質＋0.1×脂質＋0.58×たんぱく質)
※Woodyatt 計算式の炭水化物を糖質 (炭水化物－食物繊維) に置き換えたもの

※食物繊維はエネルギーに利用されずケトン体産生に影響を与えない
との理論に基づく

- **古典的ケトン食**：ケトン比を 1：1 程度から導入し，3：1〜4：1 まで
  上げて管理する。

- **MCT ケトン食**：MCT を摂取エネルギーの 40〜55％含むことで脂質
  全体の摂取量を減らす（摂取エネルギー 60〜70％）方法で，古典的ケ
  トン食よりも効率よくケトン体を産生できるものの，下痢や嘔吐などの
  副作用が多い。

- **修正アトキンス食**：糖質を 10〜15 g/日に制限（20〜30 g/日まで緩和
  可能）し，エネルギー制限なしで，できるだけ脂質を多めに摂取するこ
  とでケトン体の産生を期待するものである。

- **低グリセミックインデックス (GI) 食**：摂取する糖質は低グリセミック
  指数のものに限定して 40〜60 g/日に制限するもので，ケトン体産生
  の程度は問わない。

- ケトン食療法は，非常に栄養素バランスの偏った特殊な食事療法である
  ため，その導入や長期管理に関しては，小児神経専門医やケトン食療法
  に精通した管理栄養士の管理の下で実施されるべき治療法である（図 1）。

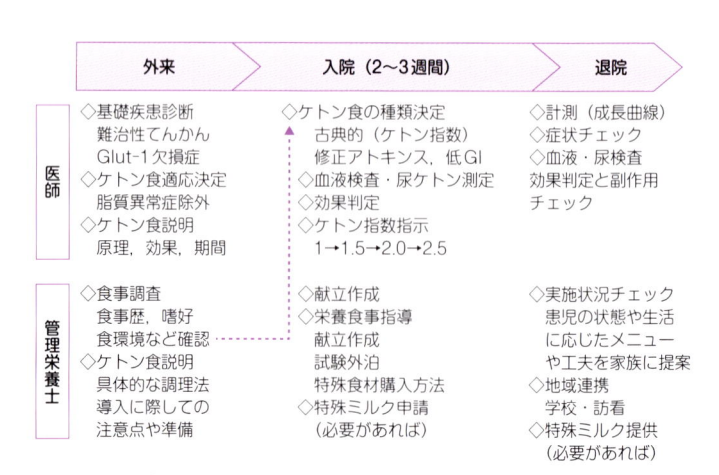

図 1　ケトン食療法の導入

栄養の知っトク！

子どもの栄養問題は，問題がなくても問題になるときがある

　体重もほどほどに増えていて医学的・栄養学的に問題がない「食べむら」や「偏食」であっても，家族にとっては大きな問題（悩み）になることがある。

　栄養の問題は医学的・栄養学的な基準だけでなく，家族の期待する食事量や種類，食事時間と子どもの行動が一致しないと「困った行動」として注目されやすい。特に小児の栄養分野では，評価者（医療者・家族・学校関係者など）ごとにあるべき姿の設定が異なるため，話し合いがかみ合わないことがある。医療者が問題ないと判断しても，家族にとって問題と感じる場合は，期待する状態（あるべき姿）について丁寧に話し合い，同じビジョンを共有することが重要である。双方が理解し合い，協力する姿勢を持つことで，子どもにとって最適な栄養管理が実現できるのである。

　家族との対話は「説得よりも納得」が小児科の基本。

本書の参考図書

1) Susan Konek, Patricia Becker：Samour & King's Pediatric Nutrition in Clinical Care FIFTH EDITION, Jones & Bartlett Learning, 2019

2) Kendrin Sonneville, Christopher P. Duggan：Manual of Pediatric Nutrition, 5th Edition, Pmph USA Ltd, 2013

3) Cheri Fraker, Dr. Mark Fishbein, Sibyl Cox, Laura Walbert：Food Chaining：The Proven 6-Step Plan to Stop Picky Eating, Solve Feeding Problems, and Expand Your Child's Diet, Da Capo Lifelong Books, 2007

4) 高増哲也, 深津章子編：チームで実践!! 小児臨床栄養マニュアル, 文光堂, 2012

5) 日本小児栄養消化器肝臓学会編：小児臨床栄養学改訂第 2 版, 診断と治療社, 2018.

6) 金子芳洋編：食べる機能の障害　その考え方とリハビリテーション, 医歯薬出版, 1987

7) 大山牧子：子どもの偏食外来, 診断と治療社, 2023

8) 藤井葉子編著：発達障害児の偏食改善マニュアル　食べられないが食べられるに変わる実践, 中央法規, 2019

9) 山口健太：食べない子が変わる魔法の言葉, 辰巳出版, 2020

10) 笹田　哲：気になるこどものできた！が増える食事動作指導アラカルト, 中央法規, 2022

11) マーシャ・ヘリン, マリア・ラーキン（井口萌娜訳）：摂食障害治療の栄養カウンセリング　管理栄養士のために, 星和書店, 2021

12) クレア・ルウェリン, ヘイリー・サイラッド（上田玲子監, 須川綾子訳）：人生で一番大事な最初の 1000 日の食事, ダイヤモンド社, 2019

13) 森田洋右：和光堂育児用ミルク講座, 和光堂, 1999

14) 板橋家頭夫編：新生児栄養学　発達生理から臨床まで, メジカルレビュー, 2014

15) 小沢　浩, 大高美和編：おかあさんのレシピから学ぶ 医療的ケア児のミキサー食, 南山堂, 2018

16) 兵庫県立こども病院給食課：兵庫県立こども病院治療食指針, 1988

17) 藤井達哉編：ケトン食の基礎から実践まで〜ケトン食に関わるすべての方へ〜, 診断と治療社, 2018

18) 大阪母子医療センター監：治療のための継続できるケトン食レシピ, 診断と治療社, 2019

19) 日本健康・栄養システム学会 監：子どもの「食べる楽しみ」を支援する― 特別な配慮を必要とする子どもの栄養ケア・マネジメントのために―, 建帛社, 2018

栄養補助食品のトリセツ

濃厚流動食	
アイソカル 1.0 ジュニア （ネスレヘルスサイエンス） 1 本 200 mL	小児に特化した栄養組成の濃厚流動食（1.0 kcal/mL）。 • エネルギー：100 kcal/100 mL（1.0 kcal/mL） • たんぱく質：2.8 g/100 kcal　NPC/N 200 乳糖を含まず，食物繊維（3.4 g/200mL），カルニチン（40 mg/200 mL）を配合している。日本人の食事摂取基準で示される栄養素をすべて含有している。 医薬品経腸栄養剤と併用すると，医薬品経腸栄養剤には含まれない栄養素を補完することができる。
明治メイバランス mini カップミルクテイスト （明治） 1 本 125 mL	日本人の食事摂取基準に掲載されるビタミン 13 種類，ミネラル 13 種類を含有する消費者庁許可「総合栄養食品（病者用）」。 • エネルギー：200 kcal/125 mL（1.5 kcal/mL） • たんぱく質：7.5 g/125 mL • たんぱく質エネルギー比：15% 味の種類が多く，スーパーやドラックストアでも入手しやすい商品であるため，入院治療と在宅療養を繰り返す化学療法患児の在宅栄養ケアや摂食行動障害回復期の経口摂取補助に使用することが多い。
栄養支援とうもろこしスープ （ホリカフーズ） 1 袋 200mL	1 kcal/mL に調整されたスープシリーズ。 • エネルギー：200 kcal/200 mL（1.0 kcal/mL） • たんぱく質：7.0 g/200 mL とうもろこし，にんじん，かぼちゃ，じゃがいも，たまねぎ，まめ，さつまいも，ごぼうのラインナップがあり，経口摂取だけでなく，ミキサー食の加水補助として使用すると味が整いやすく，エネルギーアップにもなる。飲料タイプの濃厚流動食が苦手な児に使用することが多い。
脂質補助食品	
ミラクル MCT オイル （アイドゥ） 1 本 900 g 10 g/包×30 包入	乳化剤を配合し，冷水にも溶ける MCT オイル。 • エネルギー：9 kcal/g ミルクに直接添加することができる。 無味無臭で新生児期のミルクや胃ろうミキサー食のエネルギーアップに使用しやすい。
日清食事にプラス MCT オイル （日清オイリオグループ） 1 本 1550 g 6 g/包×30 包入	乳化剤を配合し，食事に混ざりやすい MCT オイル。 • エネルギー：9 kcal/g ミルクに直接添加することができる。 無味無臭で，お粥，汁物，ミキサー食，ソフト食などいろいろな食事に "小さじ 1 杯から" 使用できる。

EPA1100 （アイドゥ） 4.4 g/包×30 包入り	EPA を 1,100 mg，DHA を 480 mg 含有する ω-3 脂肪酸含有食品。乳化剤を配合し，牛乳や経腸栄養剤にも溶けるオイル。 ・エネルギー：40 kcal/4.4 g（包） エレンタールやエレンタール P など脂質含有量が少ない医薬品経腸栄養剤の ω-3 脂肪酸補充に使用することが多い。水 20 mL に 1 包（4.4 g）溶解できる。

たんぱく質補助食品

ミルクプロテイン P-10 （アイドゥ） 12.8 g/包×50 包入り	1 包でたんぱく質が 10 g 補給できるホエイ（乳清）粉末。 ・エネルギー：50.8 kcal/12.8 g（包） ・たんぱく質：10 g/12.8 g（包） 1 包あたり，BCAA を約 2.9 g 含む。 熱傷などの高度侵襲下で経腸栄養に添加する。
メイプロテイン （明治） 6.3 g/包×14 包入り	1 包（6.3 g）あたりたんぱく質 5 g 含有。亜鉛（3.5 mg）鉄（3.5 mg），カルシウム（78 mg）も含有するたんぱく質粉末。 ・エネルギー：23 kcal/6.3 g（包） ・たんぱく質：5 g/6.3 g（包） ミキサー食の栄養補助に使用。 たんぱく質だけでなく Fe，Zn も含むため，離乳食への添加の際は過剰摂取に注意。

微量栄養素補給食品

ブイ・アクセル （ニュートリー） 7 g×30 包/箱	1 包（7 g）あたり，L-グルタミン 1,500 mg，亜鉛 5.0 mg，セレン 50 μg のほかビタミン A，C，E，β カロテン，シャンピニオンエキス配合の微量栄養素補給粉末。 ・エネルギー：27 kcal/7 g（包） ・たんぱく質：2.1 g/7 g（包） セレンを含有しない医薬品経腸栄養剤のセレン補給や褥瘡や術後の創傷治癒に必要な亜鉛やビタミン A，C，E の補給に使用されることが多い。
テゾン アップル風味 サワー風味 （ニュートリー） 1 本 125 mL	6 種類の微量ミネラル（Cu，Zn，Mn，Se，Cr，Fe）と 9 種類の水溶性ビタミン（B_1，B_2，ナイアシン，B_6，葉酸，B_{12}，ビオチン，パントテン酸，C），カルニチン，ヨウ素配合の微量栄養素補給飲料。 ・エネルギー：20 kcal/125 mL ・たんぱく質：0 g/125 mL ヨウ素やカルニチンを含有しない医薬品経腸栄養剤と併用することが多い。
ブイクレス CP10 （ニュートリー） 1 本 125 mL	12 種類のビタミンと鉄，亜鉛などのミネラル，コラーゲンペプチド 10 g を配合した微量栄養素補給飲料。 ・エネルギー：80 kcal/125 mL ・たんぱく質：12 g/125 mL 「褥瘡を有する方の食事療法として使用できる食品」との表示許可を取得した，個別評価型病者用食品（消費者庁許可）。

パーフェクトイン80K （アイドゥ） 23 g/包×15包入り	ビタミン（13種類）・ミネラル（13種類）を含有する栄養強化味噌汁。 • エネルギー：80.3 kcal/包 • たんぱく質：5.4 g/包 1包23 gをお湯130〜150 mLに溶解して使用。 ミキサー食（経口・注入）の栄養強化や極度の偏食に対する栄養補給に使用。
その他	
快食応援団なめらかおかゆ （ヘルシーフード） 200 g/袋	粒がまったくないペースト状のおかゆ。 • エネルギー：76 kcal/200 g • たんぱく質：1.2 g/200 g おかゆ独特の粘つきを抑え，飲み込みやすく，胃ろうからの注入にも適しているため，経口摂取後の残注入にも利用できる。 経口や胃ろう注入にミキサー食を使用している方の外出時や災害時や非常時の備蓄にも応用できる。

平均身長と平均体重およびその標準偏差（2000 年）

（© 日本小児内分泌学会．日本人小児の体格の評価：附表 1，2011 年 7 月より転載，
http://jspe.umin.jp/medical/taikaku.html）

男子

暦年齢 (歳・月)	平均身長 (cm)		平均体重 (kg)		暦年齢 (歳・月)	平均身長 (cm)		平均体重 (kg)	
	平均値	SD	平均値	SD		平均値	SD	平均値	SD
0・0	49.0	2.1	3.0	0.4	2・8	90.8	3.3	13.0	1.4
0・1	53.5	2.2	4.3	0.6	2・9	91.5	3.3	13.2	1.4
0・2	57.9	2.2	5.5	0.7	2・10	92.1	3.4	13.3	1.4
0・3	61.4	2.2	6.4	0.8	2・11	92.7	3.4	13.5	1.5
0・4	64.2	2.3	7.1	0.9	3・0	93.3	3.5	13.7	1.5
0・5	66.2	2.3	7.7	0.8	3・1	94.0	3.5	13.9	1.6
0・6	67.8	2.4	8.0	0.9	3・2	94.6	3.5	14.0	1.6
0・7	69.2	2.4	8.2	0.9	3・3	95.1	3.6	14.2	1.7
0・8	70.5	2.4	8.6	1.0	3・4	95.7	3.6	14.4	1.7
0・9	71.7	2.5	8.9	1.0	3・5	96.3	3.6	14.5	1.7
0・10	72.8	2.5	9.1	0.9	3・6	96.9	3.7	14.7	1.8
0・11	73.9	2.5	9.2	0.9	3・7	97.5	3.7	14.8	1.8
1・0	75.0	2.6	9.3	0.9	3・8	98.0	3.7	15.0	1.8
1・1	76.0	2.6	9.5	0.9	3・9	98.6	3.8	15.1	1.8
1・2	76.9	2.6	9.8	1.0	3・10	99.1	3.8	15.3	1.9
1・3	77.8	2.7	9.9	1.0	3・11	99.7	3.9	15.4	1.9
1・4	78.7	2.7	10.1	1.0	4・0	100.2	3.9	15.6	2.0
1・5	79.6	2.8	10.3	1.1	4・1	100.8	3.9	15.8	2.0
1・6	80.5	2.8	10.5	1.2	4・2	101.3	4.0	15.9	2.1
1・7	81.4	2.8	10.6	1.1	4・3	101.9	4.0	16.1	2.1
1・8	82.3	2.9	10.9	1.1	4・4	102.4	4.0	16.3	2.1
1・9	83.1	2.9	11.2	1.2	4・5	103.0	4.1	16.4	2.1
1・10	83.9	2.9	11.3	1.2	4・6	103.5	4.1	16.6	2.1
1・11	84.7	3.0	11.4	1.1	4・7	104.0	4.1	16.7	2.2
2・0	85.4	3.0	11.6	1.2	4・8	104.6	4.2	16.9	2.2
2・1	86.2	3.1	11.8	1.2	4・9	105.1	4.2	17.0	2.2
2・2	86.9	3.1	12.0	1.2	4・10	105.6	4.3	17.3	2.3
2・3	87.6	3.1	12.1	1.3	4・11	106.2	4.3	17.5	2.4
2・4	88.3	3.2	12.3	1.3	5・0	106.7	4.3	17.7	2.5
2・5	88.9	3.2	12.5	1.3	5・1	107.3	4.4	17.9	2.6
2・6	89.6	3.2	12.7	1.3	5・2	107.8	4.4	18.1	2.8
2・7	90.2	3.3	12.8	1.3	5・3	108.3	4.4	18.3	2.9

暦年齢 （歳・月）	平均身長 (cm)		平均体重 (kg)		暦年齢 （歳・月）	平均身長 (cm)		平均体重 (kg)	
	平均値	SD	平均値	SD		平均値	SD	平均値	SD
5・4	108.9	4.5	18.5	2.9	8・5	127.6	5.4	27.4	5.5
5・5	109.4	4.5	18.7	2.9	8・6	128.1	5.5	27.7	5.6
5・6	110.0	4.5	18.9	3.0	8・7	128.6	5.5	28.0	5.7
5・7	110.5	4.6	19.1	3.0	8・8	129.0	5.5	28.3	5.8
5・8	111.1	4.6	19.3	3.0	8・9	129.5	5.5	28.6	5.9
5・9	111.6	4.7	19.6	3.0	8・10	129.9	5.5	28.9	6.0
5・10	112.2	4.7	19.8	3.1	8・11	130.4	5.6	29.2	6.1
5・11	112.7	4.7	20.1	3.2	9・0	130.9	5.6	29.5	6.2
6・0	113.3	4.8	20.3	3.3	9・1	131.3	5.6	29.7	6.3
6・1	113.9	4.8	20.6	3.4	9・2	131.8	5.6	30.0	6.4
6・2	114.5	4.8	20.8	3.5	9・3	132.2	5.7	30.3	6.5
6・3	115.0	4.9	21.1	3.5	9・4	132.7	5.7	30.6	6.6
6・4	115.6	4.9	21.3	3.6	9・5	133.1	5.7	30.9	6.7
6・5	116.1	4.9	21.6	3.7	9・6	133.6	5.7	31.2	6.8
6・6	116.7	5.0	21.8	3.8	9・7	134.1	5.8	31.5	6.9
6・7	117.2	5.0	22.0	3.8	9・8	134.5	5.8	31.9	7.0
6・8	117.7	5.0	22.2	3.9	9・9	135.0	5.8	32.2	7.1
6・9	118.2	5.0	22.5	3.9	9・10	135.4	5.9	32.5	7.2
6・10	118.6	5.0	22.7	4.0	9・11	135.9	5.9	32.8	7.3
6・11	119.1	5.0	22.9	4.0	10・0	136.4	5.9	33.2	7.4
7・0	119.6	5.1	23.1	4.1	10・1	136.8	6.0	33.5	7.5
7・1	120.1	5.1	23.3	4.2	10・2	137.3	6.0	33.8	7.6
7・2	120.6	5.1	23.5	4.2	10・3	137.7	6.0	34.1	7.7
7・3	121.1	5.1	23.8	4.3	10・4	138.2	6.1	34.5	7.8
7・4	121.5	5.1	24.0	4.3	10・5	138.6	6.1	34.8	7.8
7・5	122.0	5.1	24.2	4.4	10・6	139.1	6.1	35.1	7.9
7・6	122.5	5.1	24.4	4.4	10・7	139.6	6.2	35.5	8.0
7・7	123.0	5.2	24.7	4.5	10・8	140.1	6.3	35.8	8.1
7・8	123.4	5.2	25.0	4.6	10・9	140.7	6.4	36.2	8.2
7・9	123.9	5.2	25.2	4.7	10・10	141.2	6.5	36.5	8.3
7・10	124.4	5.2	25.5	4.8	10・11	141.7	6.6	36.9	8.4
7・11	124.8	5.3	25.8	4.9	11・0	142.2	6.6	37.3	8.5
8・0	125.3	5.3	26.1	5.0	11・1	142.7	6.7	37.6	8.6
8・1	125.8	5.3	26.3	5.1	11・2	143.2	6.8	38.0	8.7
8・2	126.2	5.3	26.6	5.2	11・3	143.8	6.9	38.3	8.8
8・3	126.7	5.4	26.9	5.3	11・4	144.3	7.0	38.7	8.9
8・4	127.2	5.4	27.2	5.4	11・5	144.8	7.1	39.0	9.0

暦年齢 (歳・月)	平均身長（cm）		平均体重（kg）		暦年齢 (歳・月)	平均身長（cm）		平均体重（kg）	
	平均値	SD	平均値	SD		平均値	SD	平均値	SD
11・6	145.3	7.1	39.4	9.2	14・7	165.8	6.4	55.8	10.4
11・7	145.9	7.2	39.9	9.3	14・8	166.0	6.4	56.1	10.4
11・8	146.6	7.3	40.4	9.4	14・9	166.3	6.3	56.5	10.5
11・9	147.2	7.4	40.9	9.5	14・10	166.5	6.3	56.8	10.5
11・10	147.8	7.4	41.4	9.6	14・11	166.8	6.2	57.2	10.5
11・11	148.5	7.5	41.9	9.7	15・0	167.1	6.2	57.6	10.6
12・0	149.1	7.6	42.4	9.8	15・1	167.3	6.1	57.9	10.6
12・1	149.7	7.7	42.9	9.9	15・2	167.6	6.1	58.3	10.7
12・2	150.4	7.8	43.4	10.0	15・3	167.8	6.0	58.6	10.7
12・3	151.0	7.8	43.9	10.1	15・4	168.1	6.0	59.0	10.7
12・4	151.6	7.9	44.4	10.2	15・5	168.3	5.9	59.3	10.8
12・5	152.3	8.0	44.9	10.3	15・6	168.6	5.9	59.7	10.8
12・6	152.9	8.1	45.4	10.4	15・7	168.7	5.9	59.8	10.8
12・7	153.5	8.0	45.8	10.4	15・8	168.9	5.9	60.0	10.7
12・8	154.1	8.0	46.2	10.4	15・9	169.0	5.9	60.1	10.7
12・9	154.7	8.0	46.7	10.4	15・10	169.1	5.9	60.2	10.6
12・10	155.3	7.9	47.1	10.4	15・11	169.2	5.8	60.3	10.5
12・11	155.9	7.9	47.5	10.4	16・0	169.4	5.8	60.5	10.5
13・0	156.5	7.9	47.9	10.4	16・1	169.5	5.8	60.6	10.4
13・1	157.0	7.8	48.3	10.4	16・2	169.6	5.8	60.7	10.4
13・2	157.6	7.8	48.7	10.5	16・3	169.7	5.8	60.8	10.3
13・3	158.2	7.8	49.2	10.5	16・4	169.9	5.8	61.0	10.2
13・4	158.8	7.8	49.6	10.5	16・5	170.0	5.8	61.1	10.2
13・5	159.4	7.7	50.0	10.5	16・6	170.1	5.8	61.2	10.1
13・6	160.0	7.7	50.4	10.5	16・7	170.2	5.8	61.3	10.1
13・7	160.5	7.6	50.8	10.5	16・8	170.2	5.8	61.4	10.2
13・8	160.9	7.5	51.2	10.5	16・9	170.3	5.8	61.6	10.2
13・9	161.4	7.4	51.7	10.4	16・10	170.3	5.8	61.7	10.2
13・10	161.8	7.3	52.1	10.4	16・11	170.4	5.8	61.8	10.2
13・11	162.3	7.2	52.5	10.4	17・0	170.5	5.8	61.9	10.2
14・0	162.8	7.1	52.9	10.4	17・1	170.5	5.8	62.0	10.2
14・1	163.2	7.0	53.3	10.4	17・2	170.6	5.8	62.1	10.3
14・2	163.7	6.9	53.7	10.4	17・3	170.6	5.8	62.3	10.3
14・3	164.1	6.8	54.2	10.4	17・4	170.7	5.8	62.4	10.3
14・4	164.6	6.7	54.6	10.4	17・5	170.7	5.8	62.5	10.3
14・5	165.0	6.6	55.0	10.4	17・6	170.8	5.8	62.6	10.3
14・6	165.5	6.5	55.4	10.3					

女子

暦年齢 (歳・月)	平均身長 (cm)		平均体重 (kg)		暦年齢 (歳・月)	平均身長 (cm)		平均体重 (kg)	
	平均値	SD	平均値	SD		平均値	SD	平均値	SD
0・0	48.4	2.1	3.0	0.4	3・1	92.8	3.4	13.3	1.6
0・1	52.6	2.1	4.1	0.5	3・2	93.5	3.4	13.4	1.6
0・2	56.7	2.2	5.2	0.6	3・3	94.1	3.5	13.6	1.7
0・3	60.0	2.2	6.0	0.7	3・4	94.7	3.5	13.8	1.7
0・4	62.6	2.2	6.6	0.8	3・5	95.3	3.5	13.9	1.7
0・5	64.6	2.3	7.0	0.8	3・6	95.9	3.6	14.1	1.7
0・6	66.2	2.3	7.5	0.8	3・7	96.5	3.6	14.3	1.7
0・7	67.5	2.3	7.8	0.8	3・8	97.1	3.6	14.4	1.7
0・8	68.9	2.4	8.0	0.9	3・9	97.7	3.7	14.6	1.7
0・9	70.0	2.4	8.2	0.9	3・10	98.3	3.7	14.8	1.8
0・10	71.2	2.4	8.5	0.9	3・11	98.9	3.8	15.0	1.9
0・11	72.3	2.5	8.6	0.9	4・0	99.5	3.8	15.2	2.0
1・0	73.4	2.5	8.7	1.0	4・1	100.0	3.8	15.4	2.1
1・1	74.5	2.5	9.0	0.9	4・2	100.6	3.9	15.6	2.2
1・2	75.5	2.6	9.2	0.9	4・3	101.2	3.9	15.8	2.4
1・3	76.5	2.6	9.3	1.0	4・4	101.7	3.9	15.9	2.3
1・4	77.5	2.6	9.5	0.9	4・5	102.3	4.0	16.1	2.2
1・5	78.4	2.7	9.7	1.0	4・6	102.8	4.0	16.3	2.2
1・6	79.4	2.7	9.9	1.0	4・7	103.4	4.0	16.4	2.1
1・7	80.3	2.8	10.2	1.1	4・8	103.9	4.1	16.6	2.1
1・8	81.2	2.8	10.4	1.1	4・9	104.5	4.1	16.8	2.0
1・9	82.0	2.8	10.4	1.0	4・10	105.0	4.1	17.0	2.1
1・10	82.8	2.9	10.7	1.2	4・11	105.6	4.2	17.2	2.2
1・11	83.5	2.9	11.0	1.2	5・0	106.2	4.2	17.4	2.3
2・0	84.3	2.9	11.0	1.1	5・1	106.7	4.3	17.6	2.4
2・1	85.0	3.0	11.2	1.2	5・2	107.3	4.3	17.8	2.5
2・2	85.7	3.0	11.4	1.2	5・3	107.8	4.3	18.0	2.6
2・3	86.4	3.0	11.6	1.3	5・4	108.4	4.4	18.1	2.6
2・4	87.1	3.1	11.8	1.3	5・5	108.9	4.4	18.2	2.6
2・5	87.7	3.1	12.0	1.4	5・6	109.5	4.4	18.4	2.7
2・6	88.4	3.1	12.2	1.4	5・7	110.0	4.5	18.5	2.7
2・7	89.0	3.2	12.3	1.4	5・8	110.6	4.5	18.6	2.7
2・8	89.6	3.2	12.5	1.4	5・9	111.1	4.5	18.7	2.8
2・9	90.3	3.3	12.7	1.5	5・10	111.6	4.6	19.0	2.8
2・10	90.9	3.3	12.8	1.5	5・11	112.2	4.6	19.3	2.9
2・11	91.6	3.3	13.0	1.5	6・0	112.7	4.6	19.6	3.0
3・0	92.2	3.4	13.1	1.6	6・1	113.3	4.7	19.9	3.1

暦年齢 (歳・月)	平均身長 (cm)		平均体重 (kg)		暦年齢 (歳・月)	平均身長 (cm)		平均体重 (kg)	
	平均値	SD	平均値	SD		平均値	SD	平均値	SD
6・2	113.8	4.7	20.2	3.2	9・3	132.0	6.0	29.8	6.1
6・3	114.1	4.6	20.4	3.3	9・4	132.5	6.1	30.1	6.2
6・4	114.6	4.7	20.7	3.4	9・5	133.0	6.1	30.4	6.3
6・5	115.2	4.8	21.0	3.5	9・6	133.5	6.2	30.7	6.4
6・6	115.8	4.9	21.3	3.6	9・7	134.1	6.2	31.1	6.5
6・7	116.3	4.9	21.5	3.6	9・8	134.6	6.3	31.4	6.6
6・8	116.8	4.9	21.7	3.7	9・9	135.2	6.3	31.8	6.7
6・9	117.3	4.9	21.9	3.7	9・10	135.8	6.4	32.1	6.8
6・10	117.8	5.0	22.1	3.8	9・11	136.3	6.4	32.5	6.9
6・11	118.3	5.0	22.3	3.8	10・0	136.9	6.5	32.8	7.0
7・0	118.8	5.0	22.6	3.9	10・1	137.5	6.5	33.2	7.1
7・1	119.2	5.0	22.8	3.9	10・2	138.0	6.6	33.5	7.1
7・2	119.7	5.0	23.0	4.0	10・3	138.6	6.6	33.9	7.2
7・3	120.2	5.1	23.2	4.1	10・4	139.2	6.7	34.2	7.3
7・4	120.7	5.1	23.4	4.1	10・5	139.7	6.7	34.6	7.4
7・5	121.2	5.1	23.6	4.2	10・6	140.3	6.8	34.9	7.5
7・6	121.7	5.1	23.8	4.2	10・7	140.9	6.8	35.3	7.6
7・7	122.2	5.2	24.1	4.3	10・8	141.4	6.8	35.8	7.7
7・8	122.7	5.2	24.3	4.4	10・9	142.0	6.8	36.2	7.7
7・9	123.2	5.2	24.6	4.5	10・10	142.6	6.8	36.6	7.8
7・10	123.6	5.3	24.9	4.6	10・11	143.1	6.7	37.1	7.9
7・11	124.1	5.3	25.1	4.7	11・0	143.7	6.7	37.5	7.9
8・0	124.6	5.4	25.4	4.7	11・1	144.3	6.7	37.9	8.0
8・1	125.1	5.4	25.7	4.8	11・2	144.8	6.7	38.4	8.1
8・2	125.6	5.4	25.9	4.9	11・3	145.4	6.7	38.8	8.1
8・3	126.1	5.5	26.2	5.0	11・4	146.0	6.7	39.2	8.2
8・4	126.5	5.5	26.5	5.1	11・5	146.5	6.7	39.7	8.3
8・5	127.0	5.5	26.7	5.2	11・6	147.1	6.7	40.1	8.4
8・6	127.5	5.6	27.0	5.3	11・7	147.5	6.6	40.5	8.4
8・7	128.0	5.6	27.3	5.4	11・8	147.9	6.5	40.9	8.4
8・8	128.5	5.7	27.6	5.5	11・9	148.4	6.5	41.3	8.4
8・9	129.0	5.7	27.9	5.5	11・10	148.8	6.4	41.7	8.4
8・10	129.5	5.8	28.2	5.6	11・11	149.2	6.4	42.1	8.5
8・11	130.0	5.8	28.5	5.7	12・0	149.6	6.3	42.6	8.5
9・0	130.5	5.9	28.9	5.8	12・1	150.0	6.2	43.0	8.5
9・1	131.0	5.9	29.2	5.9	12・2	150.4	6.2	43.4	8.5
9・2	131.5	6.0	29.5	6.0	12・3	150.9	6.1	43.8	8.5

暦年齢（歳・月）	平均身長 (cm)		平均体重 (kg)		暦年齢（歳・月）	平均身長 (cm)		平均体重 (kg)	
	平均値	SD	平均値	SD		平均値	SD	平均値	SD
12・4	151.3	6.1	44.2	8.6	15・5	157.3	5.2	52.0	8.2
12・5	151.7	6.0	44.6	8.6	15・6	157.3	5.2	52.1	8.3
12・6	152.1	5.9	45.0	8.6	15・7	157.3	5.2	52.2	8.2
12・7	152.4	5.9	45.3	8.6	15・8	157.4	5.2	52.3	8.2
12・8	152.6	5.8	45.6	8.5	15・9	157.4	5.2	52.3	8.1
12・9	152.9	5.8	45.8	8.5	15・10	157.4	5.2	52.4	8.1
12・10	153.1	5.8	46.1	8.5	15・11	157.5	5.2	52.5	8.1
12・11	153.4	5.7	46.4	8.4	16・0	157.5	5.2	52.6	8.0
13・0	153.6	5.7	46.7	8.4	16・1	157.5	5.2	52.6	8.0
13・1	153.9	5.6	46.9	8.4	16・2	157.6	5.2	52.7	8.0
13・2	154.1	5.6	47.2	8.4	16・3	157.6	5.2	52.8	7.9
13・3	154.4	5.5	47.5	8.3	16・4	157.6	5.2	52.9	7.9
13・4	154.6	5.5	47.8	8.3	16・5	157.7	5.2	52.9	7.8
13・5	154.9	5.4	48.0	8.3	16・6	157.7	5.2	53.0	7.8
13・6	155.1	5.4	48.3	8.2	16・7	157.7	5.2	53.0	7.8
13・7	155.2	5.4	48.5	8.2	16・8	157.8	5.2	53.0	7.8
13・8	155.4	5.4	48.7	8.2	16・9	157.8	5.2	53.0	7.8
13・9	155.5	5.4	48.9	8.2	16・10	157.8	5.2	53.0	7.8
13・10	155.7	5.4	49.1	8.1	16・11	157.9	5.2	53.0	7.8
13・11	155.8	5.4	49.3	8.1	17・0	157.9	5.2	53.1	7.9
14・0	156.0	5.4	49.5	8.1	17・1	157.9	5.2	53.1	7.9
14・1	156.1	5.3	49.7	8.1	17・2	158.0	5.2	53.1	7.9
14・2	156.2	5.3	49.9	8.0	17・3	158.0	5.2	53.1	7.9
14・3	156.4	5.3	50.1	8.0	17・4	158.0	5.2	53.1	7.9
14・4	156.5	5.3	50.3	8.0	17・5	158.1	5.2	53.1	7.9
14・5	156.7	5.3	50.5	8.0	17・6	158.1	5.3	53.1	7.9
14・6	156.8	5.3	50.7	8.0					
14・7	156.8	5.3	50.8	8.0					
14・8	156.9	5.3	50.9	8.0					
14・9	156.9	5.3	51.1	8.0					
14・10	157.0	5.3	51.2	8.1					
14・11	157.0	5.3	51.3	8.1					
15・0	157.1	5.3	51.4	8.1					
15・1	157.1	5.3	51.5	8.1					
15・2	157.1	5.2	51.6	8.2					
15・3	157.2	5.2	51.8	8.2					
15・4	157.2	5.2	51.9	8.2					

INDEX

【監修・著者紹介】

監 修 ──────────────────────────────

笠井正志（かさい・まさし）

兵庫県立こども病院 感染症内科 部長

　1998 年　富山医科薬科大学 医学部 卒業
　1998 年　淀川キリスト教病院
　2003 年　千葉県こども病院 麻酔・集中治療科
　2004 年　長野県立こども病院 集中治療科
　2009 年　丸の内病院母子医療センター 小児科
　2011 年　長野県立こども病院 小児集中治療科，総合小児科
　2015 年より現職

著 ──────────────────────────────

鳥井隆志（とりい・たかし）

兵庫県立尼崎総合医療センター 栄養管理部 栄養管理課 課長補佐

　2001 年　神戸学院大学 栄養学部 卒業
　2001 年　兵庫県立姫路循環器病センター 給食課
　　　　　　兵庫県立脳機能研究センター附属病院 給食課 兼務
　2004 年　兵庫県立西宮病院 栄養指導課
　2010 年　兵庫県立こども病院 栄養指導課
　2022 年　兵庫県立尼崎総合医療センター 栄養管理課
　2023 年より現職

小児栄養のトリセツ

2024 年 9 月 25 日　第 1 版第 1 刷発行

監修者　笠井 正志（かさい まさし）

著　者　鳥井 隆志（とりい たかし）

発行者　福村 直樹

発行所　金原出版株式会社

〒113-0034 東京都文京区湯島 2-31-14

電話　編集(03) 3811-7162

　　　　営業(03) 3811-7184

FAX　　　(03) 3813-0288

振替口座　00120-4-151494

http://www.kanehara-shuppan.co.jp/

©鳥井隆志, 2024

検印省略

Printed in Japan

ISBN 978-4-307-17083-3

印刷・製本／永和印刷
装幀デザイン／新西聡明
イラスト／ひらのんさ

WEB アンケートにご協力ください

読者アンケート（所要時間約 3 分）にご協力いただいた方の中から抽選で毎月 10 名の方に図書カード 1,000 円分を贈呈いたします。
アンケート回答はこちらから ➡
https://forms.gle/U6Pa7JzJGfrvaDof8

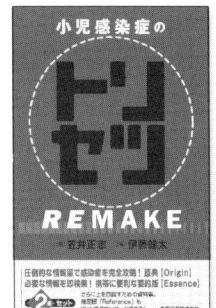

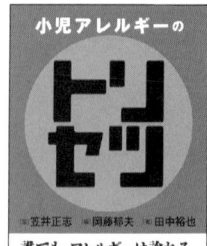

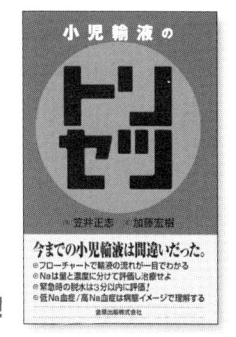

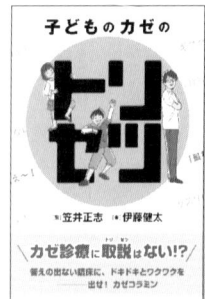

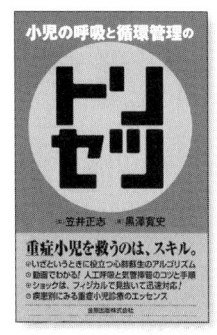

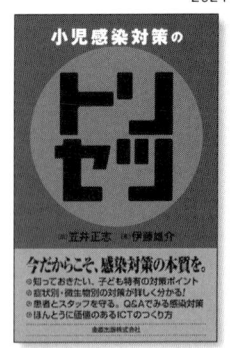